何でも調べればわかる今、レジデントノートがめざすもの

創刊22年目となったレジデントノート。
皆さまの声を聞きながら、
「研修医が現場で困っていること」や「意外と教わらないこと」、
「研修中に必ず身につけたいこと」を取り上げます。

そして、研修医に必要なことをしっかり押さえた、
具体的でわかりやすい解説を大切にします。

救急外来や病棟はもちろん、新しい科をローテートするとき、
あるテーマについて一通り勉強したいときも
ぜひ本誌をご活用ください。

私たちはこれからも読者の皆さまと
ともに歩んでいきます。

研修医を応援する単行本も続々発刊！

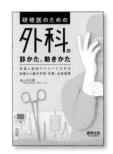 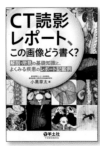 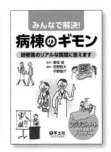 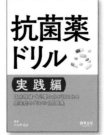 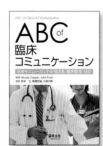

羊土社

神戸徳洲会病院

神戸市垂水区は六甲山を背に明石海峡大橋など美しい海が見えるとても魅力的な街です。
出生率が高く若い人が住みたい人気エリアとなっています。
今回、ＪＲ垂水駅前再開発に合わせ当院も徒歩数分の好立地への移転が決まりました。
市民が安心、安全に暮らせる社会の一翼を担う理想の病院作りに一から参加していただ
ける方をお待ちいたします。

募集診療科は特に総合内科、消化器外科、小児科、産婦人科を歓迎いたします。
その他の診療科もお気軽にお問い合わせ下さい。

あなたの理想を聞かせてください
Ideal Hospital Project

ご応募お問い合わせ先　徳洲会本部医師人事室　梅垣(うめがき)　℡ 06-6346-2888

 doctor-west@tokushukai. jp

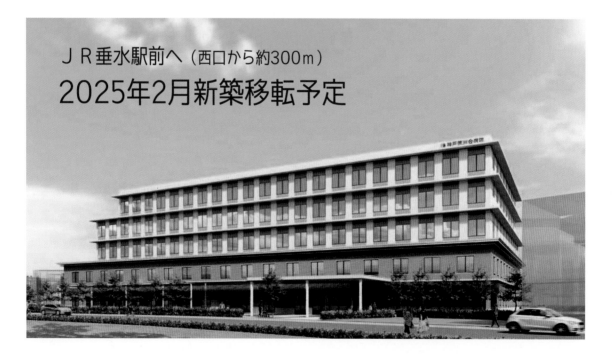

ＪＲ垂水駅前へ（西口から約300ｍ）
2025年2月新築移転予定

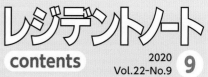

レジデントノート
contents
2020
Vol.22-No.9
9

特集

ICUの機器を使いこなそう

そのアラーム音は緊急か？
異常を逃さず、適切に介入するためのキホン

編集／**古川力丸**（弘仁会板倉病院 救急診療部），
石川淳哉（東京女子医科大学 集中治療科）

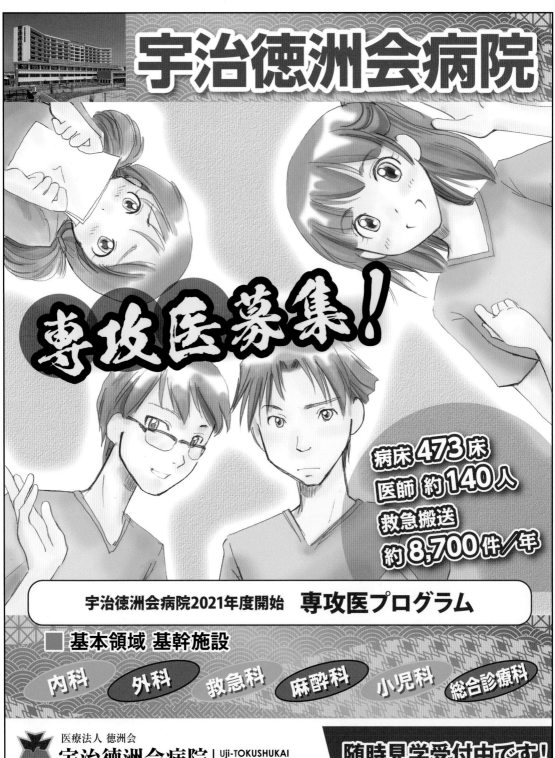

レジデントノート contents

2020 9 Vol.22-No.9

連 載

Case1 [救急画像編]

実践！画像診断 Q&A - このサインを見落とすな

発熱と意識障害で受診した80歳代女性

（出題・解説）山内哲司

WEBで読める！

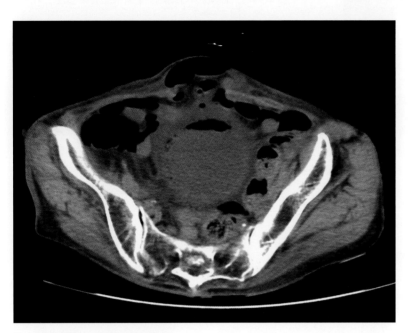

図1　腹部単純CT（骨盤上部レベル）

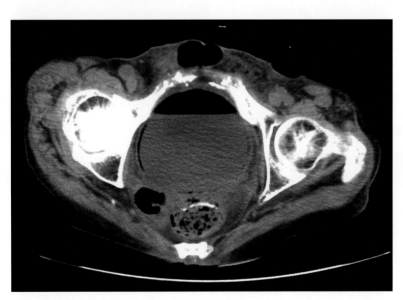

図2　腹部単純CT（図1のすぐ尾側）

<table>
<tr><td rowspan="3">病歴</td><td>**病歴**：1週間前から下腹部痛．昨日から高熱がみられ，意識障害が出現してきたため救急搬送．</td></tr>
<tr><td>**既往歴**：脳梗塞，直腸癌（術後），糖尿病</td></tr>
<tr><td>**身体および検査所見**：下腹部正中に圧痛あり．尿は混濁．血液検査上，炎症反応が上昇．</td></tr>
</table>

問題	**Q1：単純CTの所見は？** **Q2：診断は？**

Satoshi Yamauchi
（奈良県立医科大学 放射線科・総合画像診断センター）

web上にて本症例の全スライスが閲覧可能です．

Answer
1631

ある1年目の研修医の診断

膀胱のなかに空気があるように見えます。壁も分厚くて，もしかしたらこれは膀胱じゃなくて膿瘍でしょうか。

解答　気腫性膀胱炎

A1：膀胱壁内（図1，2▶）および内腔（図1，2＊）にガス像が認められ，膀胱壁は肥厚．周囲に脂肪織濃度上昇も伴っている（図1➡）．

A2：気腫性膀胱炎

解説　「気腫性●●●」という疾患はさまざまあるが，そのなかでは比較的マイナーと思われる気腫性膀胱炎を今回はとりあげた．気腫性膀胱炎は膀胱壁に対する細菌感染によって生じる重症感染症である．通常の膀胱炎と同様に女性に多く，糖尿病や排尿障害などの背景を有する場合が多い．起炎菌は *Escherichia coli* が多く，通常の尿路感染症に準じた抗菌薬治療でもいいが，全身状態が不良の場合，集学的治療が必要となることがある．

CT画像では，膀胱内や膀胱壁内にガスを指摘することが大切である．ただ膀胱カテーテル留置後や，一時的な導尿後には膀胱内にガスが認められるため，かならず確認しておく必要がある．膀胱壁内のガス（図1，2▶）は特異度が高いため，有用である．また，膀胱周囲に脂肪織濃度上昇が見られる（図1➡，図3■）ことも気腫性膀胱炎を示唆する所見となる．場合によっては腹腔内外に遊離ガスが出現することもある．

ここで膀胱壁「内」のガスをどのように見つけるか，簡単に触れておく．なによりも内腔の尿をぐるりと囲むような薄いガス（図2▶）を同定することが大切である．膀胱は骨盤部の臓器であり周囲には小腸や結腸など消化管が存在するため，見分けることが必要ではあるが，やや乱暴な言い方をすると，消化管などの腔内では重力の存在によりその腔の上方（通常は仰臥位で撮影するため腹側）にガスが分布する．腔や臓器の周囲をぐるりと囲むような分布のガスは，消化管（良性腸管気腫症：2019年6月号）であれ，胆嚢（気腫性胆嚢炎：2019年9月号）であれ，膀胱であれ，壁内に分布するガスである可能性を考慮する必要がある．

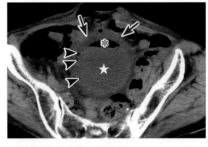

図1　腹部単純CT（骨盤上部レベル）
膀胱周囲に不明瞭な脂肪織の濃度上昇が認められる（➡）．内腔（＊）および壁内（▶）にガス像も認められる．☆：尿

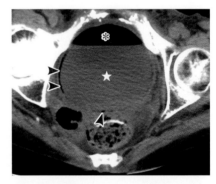

図2　腹部単純CT（図1のすぐ尾側）
内腔（＊）および壁内（▶）にガス像も認められる．壁内のガスは尿（☆）を囲むようにぐるりと分布する．

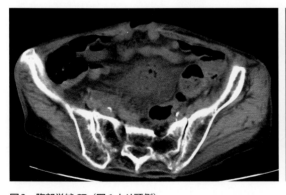

図3　腹部単純CT（図1より頭側）
左右同じ画像．頭側から注意深く見ると膀胱周囲の脂肪織濃度上昇がわかりやすい（■）．

びまん性にすりガラス影を呈した70歳代女性

（出題・解説）茂田光弘，徳田　均

WEBで読める！

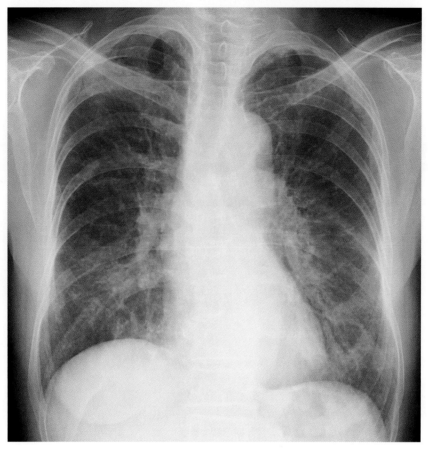

図1　来院時胸部単純X線写真

病歴

症例：70歳代女性．**既往歴**：非結核性抗酸菌症，腰椎圧迫骨折．

常用薬：エルデカルシトール，エソメプラゾール．**生活歴**：喫煙歴，飲酒歴；なし，**粉塵曝露歴**：なし．

現病歴：非結核性抗酸菌症で定期通院中（病状は安定，経過観察のみ）．入院4日前に，自宅の玄関で靴に防水スプレーを使用したところ，直後から咳嗽が出現．その後，発熱も認めた．入院2日前に近医を受診し，肺炎の疑いでトスフロキサシンを処方されたが改善せず，当院紹介受診となった．

身体所見：両肺野に fine crackles を聴取した．心雑音・腹部所見・皮疹なし．下腿浮腫を認めない．

血液検査：WBC 7,180 /μL（Neu 71.7 %，Ly 20.6 %），Hb 13.0 g/dL，Plt 22.8 万/μL，Alb 3.5/dL，AST 51 IU/L，ALT 31 IU/L，LDH 587 IU/L，BNP 33 pg/mL，BUN 11 /dL，Cr 0.53 mg/dL，CRP 9.4 mg/dL，KL-6 1,349 U/mL．

尿検査：WBC（-），蛋白（-），潜血（-）．

血液ガス（室内気）：pH 7.446，$PaCO_2$ 34.2 Torr，PaO_2 62.7 Torr，HCO_3^- 23.0 mEq/L．

問題

Q1：胸部単純X線写真（図1）の所見は？

Q2：鑑別として何を考え，どのようなことを追加で行うべきか？

Mitsuhiro Moda，Hitoshi Tokuda（東京山手メディカルセンター 呼吸器内科）

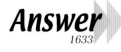

Answer
1633

解答 防水スプレーによる肺障害

A1：胸部単純X線写真では両肺野に広範なすりガラス影を認める（図1○）．容積低下は明らかでない．

A2：防水スプレーによる肺障害，急性過敏性肺炎，薬剤性肺炎，ニューモシスチス肺炎，COVID-19肺炎などが鑑別としてあげられる．自宅や仕事場の環境（特にカビや鶏糞，鳥製品への曝露），薬剤使用歴（サプリメント，漢方も含む），シックコンタクトや呼吸器症状出現前の前駆症状および随伴症状に関する病歴聴取を行う．また，血液検査でβ-Dグルカンの追加などを行う．

解説　胸部単純X線写真では両肺野に広範なすりガラス影を認めるが（図1○），肺野の容積低下は認めない．また同日施行した胸部単純CTでは両肺野にびまん性にすりガラス影を認め，モザイクパターンを呈していた（図2○）．

　本症例は広範なすりガラス影を呈する呼吸困難を主徴とした．防水スプレーの使用直後に症状が出現したという特徴的な経過から，防水スプレーによる肺障害が最も考えられた．鑑別疾患としては急性過敏性肺炎，薬剤性肺炎，ニューモシスチス肺炎（pneumocystis pneumonia：PCP）に加えて，COVID-19が流行していたためCOVID-19肺炎もあげられた．急性過敏性肺炎の原因となりうる環境因子や，薬剤性肺炎の原因となる薬剤もなく，PCPに関してもβ-Dグルカンが陰性であったことから否定的と考えた．特徴的な病歴から防水スプレーによる肺障害が最も疑われたが，COVID-19感染の可能性も否定できないため個室管理とした．呼吸器症状出現前に感冒症状が全くなかったことからCOVID-19肺炎の可能性は低いと考え，ステロイド加療を施行したところ改善し，SARS-CoV-2も検出されなかった．退院前に急性過敏性肺炎の鑑別のために帰宅試験を行ったが，症状の再燃はなかった．

　防水スプレーによる肺障害は急性の肺障害であり，換気の悪い室内で使用した後に生じやすく，症状は吸入直後から3時間以内に生じることがほとんどとされている[1]．本症例でも扉を閉めた狭い玄関でマスクを装着せずに防水スプレーを使用した直後から咳が生じたとのことであった．

　病理学的な検討では肺胞隔壁の肥厚を認めた報告[1]があり，また肺機能の変化に着目した報告では細気管支病変が示唆されている[2]．そのため本症例もモザイクパターンのすりガラス影を呈したと考えられる．

　モザイクパターンでは，肺胞中隔病変による可能性（例：急性過敏性肺炎），細気管支病変による可能性（例：急性過敏性肺炎，閉塞性細気管支炎），血管病変による可能性（例：慢性血栓塞栓性肺高血圧症）があるため，臨床情報と付随する画像所見を加味して鑑別をあげる必要がある．

　びまん性肺疾患には多種多様な疾患が含まれ，その鑑別には難渋することがしばしばあるが，本症例のように詳細な病歴聴取と背景病理を考えた画像の読影を行うことが正確な診断の一助になるといえる．

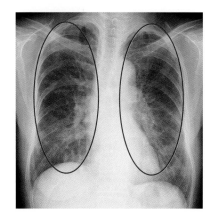

図1　来院時胸部単純X線写真

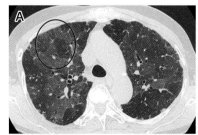

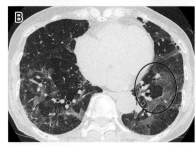

図2　来院時胸部単純CT
A）上肺野，B）下肺野．
濃度の異なる小葉が混在し，モザイクパターンを呈している（○）．

文献

1）小林花神，他：防水スプレー吸入による急性呼吸器障害の夫婦例．日呼吸会誌，44：647-652, 2006
2）橋本和憲，他：防水スプレー吸入直後に発症した肺障害の2例．日呼吸会誌，47：367-371, 2005

本コーナーはオンラインでもご覧いただけます：www.yodosha.co.jp/rnote/gazou_qa/index.html

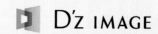
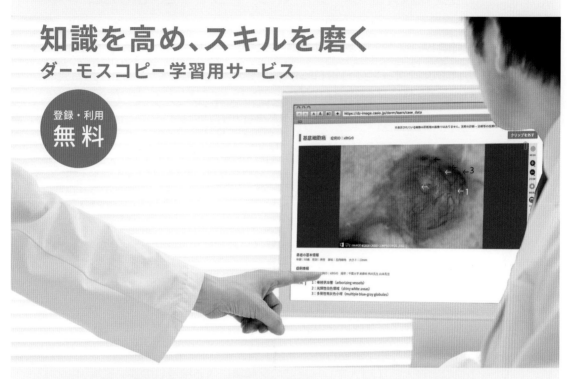

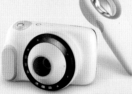

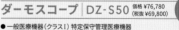

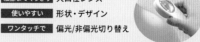

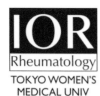 東京女子医科大学医学部
膠原病リウマチ内科学講座

- 後期研修医募集（内科専門研修+リウマチ専門研修の並行研修&内科専門研修終了後のリウマチ専門研修）
- 大学院生募集（後期研修とのハイブリッドも可）
- まずは、問い合わせ・見学のご相談をお願いします

連絡先: katsumata@twmu.ac.jp（医局長）　| TWMU リウマチ | 検索 |

着実に伸びる臨床力、それには理由があります

① 質・量ともに全国屈指の症例・指導医
② Evidence-basedの最新リウマチ診療（『第4版 Evidence based medicineを活かす 膠原病・リウマチ診療』を上梓!）
③ 内科専門研修の連携施設は、リウマチ専門研修施設でもある総合病院
④ 各研修医の研修実績に応じ、内科専門研修を個別にプログラム
⑤ 東京女子医科大学病院は、どの内科も症例・指導医が充実
⑥ 充実した関節超音波検査プログラム（8台の専用エコーを所有!）
⑦ 上級医のレクチャーを医局員向けに動画配信（「withコロナ」に対応）
⑧ リウマチ整形外科・小児リウマチ科と同じ医局で、垣根が低い!
⑨ 多様な出身大学（22大学）・経歴の医局員による風通しの良い医局
⑩ 38名の医局員中、女性医師は19名で、出産や子育てをしながら働き続けることが可能な職場環境（「時短勤務」も可能）
⑪ 働き方改革に対応し、休みも取りやすい職場

個々の興味に合わせた研究で着実にレベルアップ

① 若手が活躍する研究（講師・助教だけで5課題の科研費新規採択!）
② 大学全体の研究施設に加え、医局専用・併設の充実した実験室!
③ リウマチ学を基盤とした、臨床免疫学（経験なくてもイチから教えます!）
④ 大規模コホートや、多施設共同研究のビッグデータを用いた臨床疫学研究!
⑤ ガイドライン作成や全国調査の実務メンバーになる機会が豊富!
⑥ 国際多施設コホート研究にも多数参加!
⑦ 国際学会（ACR・EULARなど）では、多数の若手医局員が毎年発表!

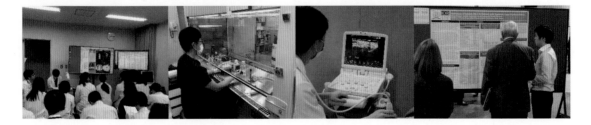

当センターレジデント

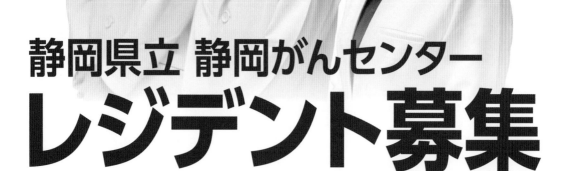

静岡県立 静岡がんセンター
レジデント募集

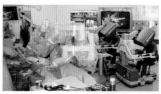
手術ロボット da Vinci

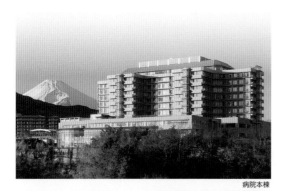
病院本棟

内視鏡室

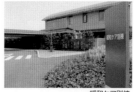
緩和ケア別棟

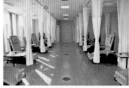
化学療法・支持療法センター

応募締切日	静岡がんセンター病院見学について
令和2年 **9月28日**(月)(必着)	● 対象者　当センター医師レジデントを希望される方 ● 期　間　年末年始・土日・祝日を除く平日　1週間以内 ● 交通費　当センターまでの交通費を支給します。 ● 宿泊先　当センター負担にてご用意いたします。 ● 持参物　白衣
選考日	
令和2年 **10月5日**(月)	

応募方法

下記アドレスあて
① 氏名　② 所属
③ 見学希望日
④ 見学希望診療科
⑤ 宿泊希望有無

をご記載の上、見学希望日の2週間前
までにご応募ください。

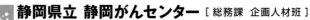

● お問い合わせ　**静岡県立 静岡がんセンター** [総務課　企画人材班]
Tel.055-989-5222　E-mail:scchr34@scchr.jp　詳しくはホームページをご覧ください。 https://www.scchr.jp/

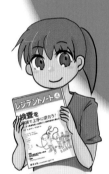
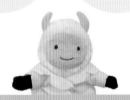

発行 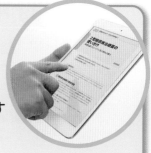羊土社

新刊・近刊のご案内

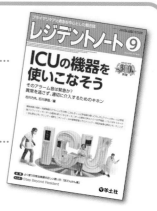

月刊　"実践ですぐに使える"と大好評！

10月号
(Vol.22-No.10)

救急外来サバイバル
ミミックとカメレオンを見抜け！(仮題)

編集／松原知康, 宮崎紀樹

11月号
(Vol.22-No.12)

頭部画像が読めるようになる (仮題)

編集／横田　元

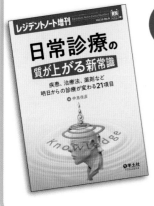

増刊　1つのテーマをより広く，より深く，もちろんわかりやすく！

Vol.22-No.8
(2020年8月発行)

日常診療の質が上がる新常識
疾患、治療法、薬剤など明日からの診療が変わる21項目

→p.1630もご覧ください！

編集／仲里信彦

Vol.22-No.11
(2020年10月発行)

がん患者の診かた・接し方
病棟・外来の最前線でできること
副作用・合併症・急性症状に対応する、納得の緩和ケアを目指し、
家族とも適切に対話する

編集／山内照夫

以下続刊…

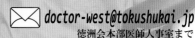

レジデントノート 特集

Vol.22-No.9

ICUの機器を使いこなそう

そのアラーム音は緊急か？
異常を逃さず、適切に介入するためのキホン

特集にあたって

古川力丸

ICUでは多くの医療機器が使用され，それぞれがとても奥深いものになっています．各医療機器について詳しく解説しようと思ったら，それぞれが1冊の分厚い本になってしまうほど難しく，また新しい医療機器がどんどんと開発されているため永遠に続く修行となってしまいます．そこで，今回の特集では，ICUで頻用される医療機器について，その「使いどころ」や，「使い方のコツ」を各機器のスペシャリストの方々に概説いただくこととしました．また，『細かいところまで学習している暇がない！』『機械オンチなので困ったときの対応だけ教えてほしい！』という方々に向けて，アラーム発生時の対応についてもわかりやすくまとめてもらいました．以下，本特集の内容とポイントをご紹介します．

1 総論 (pp1645–1647, pp1648–1652)

すべての医療機器には，利点と欠点があり，医療機器の使用に伴うリスクが存在します．また，機械に慣れていないと，本来は1つの治療手段である医療機器（の使用）をまるでそれが目的のごとく扱ってしまう傾向にあります．医療機器のエキスパートは，**医療機器を使用しないケアプランについても精通している必要がある**ことは理解しておきましょう．

アラームが多すぎて，アラーム対応に疲弊してしまうことは現場スタッフであれば誰もが経験していることでしょう．アラームを鳴りやすくした方が異常の検出がしやすいけれども，その分不要なアラームが増えてしまい本当に重要なときのアラーム対応が遅れてしまう…というジレンマがあります．

2 各論

1) 人工呼吸器 (pp1653–1662, pp1663–1672)

人工呼吸器については，まずしっかりと基本事項（人工呼吸の目的，適応，初期設定と

その後の調節）を押さえることが重要です．アラーム対応については，きちんとしたアラーム設定をすることからはじめましょう．予想される患者さんの病状変化（良くなる，悪くなる）と人工呼吸中の代表的な合併症を念頭に，早期発見できるようにアラーム設定を行います．人工呼吸器グラフィックについては，① 病態変化としてのコンプライアンス・レジスタンスの変化を把握する，② 見つけるべき重要なグラフィック異常に焦点を当てて見つける，というスタンスが重要です．

2）患者監視モニター

　　ICUで頻用される患者監視モニター（生体情報モニター）として，モニター心電図，パルスオキシメーター，非観血的血圧測定について，その道のエキスパートの方々に執筆をお願いしました．

　　モニター心電図の判読は初学者には難解に感じてしまうかもしれませんが，モニター心電図で見つけるべき不整脈にターゲットを絞るとわかりやすいものです．今回の特集では，モニター心電図が苦手な初学者が，ドクターコール，上級医コールをすべき波形を中心に説明させていただきます（pp1673–1677, pp1678–1685）．

　　パルスオキシメータはきわめてありふれた医療機器であり，多くの方がすでに使いこなせていることでしょう．パルスオキシメータに関しては，ピットフォール，機能限界などを中心に押さえておくとよいです（pp1686–1692）．

　　血圧モニタリングも重症患者では必須のモニタリング項目になります．どんな合併症を懸念して，血圧をモニタリングするのか，アラームの規定値を超えた場合に，どんな対応をとる予定なのかを事前に考えておくことが重要です（pp1693–1698）．

3）循環モニタリング（pp1699–1707）

　　肺動脈カテーテル（Swan-Ganzカテーテル）を筆頭とした循環動態のモニタリングについて，循環管理の入門編としてあげています．医療技術とITの向上により，今後もさまざまな循環モニタリングが出てくることが予想されます．何のために循環をモニタリングするのか，その基本原則についてしっかりと押さえておきましょう．

4）体外循環管理とそのモニタリング（pp1708–1714）

　　PCPS（percutaneous cardiopulmonary support：経皮的心肺補助）と呼ばれることも多いV-A ECMO（extracorporeal membrane oxygenation：体外式膜型人工肺），それからCOVID-19対策でも日の目を浴びた呼吸補助のためのECMO（V-V ECMO）について，そのモニタリングを中心に記載してもらいました．体外循環管理で重要なことは，機器での補助により循環動態がどのように変化しているのかを把握することです．脳血流，全身臓器血流を維持するために，最も重要なモニタリング項目をしっかりと押さえておきましょう．

5) 持続血液浄化療法とそのモニタリング (pp1715-1722)

　　血液浄化療法装置のアラームはもちろん，持続血液浄化療法中の重症患者さんのモニタリング全般について，しっかりと押さえておきましょう．

　　この特集を通読すると，すべてのICU医療機器が使いこなせる…などということはありませんが，いままでよりもちょっとだけ身近に感じられるようになるのではないかと思います．まずは，受け持った患者さんの医療機器からでも構いません．ぜひ気軽に読み進めてみてください．

Profile

古川力丸（Rikimaru Kogawa）
弘仁会板倉病院 救急診療部 部長

機器装着の判断

古川力丸

①必要なものを，必要なときに，選択的に使う
②モニタリング項目が多ければよいとは限らない
③機器の必要がなくなったらすぐに離脱する

　医療機器の装着にあたっては，そのメリットとデメリットを勘案し，効果がリスクを上回る場合にのみ装着する必要があります．ICUに入るような重症患者さんだから，モニター類はすべて装着し，臓器不全の徴候があったならすぐに，人工呼吸器，血液浄化装置をとり付ける…などという蛮行を行ってはならないのです．あくまで，**必要なものを，必要なときに，選択的に使う**というスタンスが重要なのです．

1 モニタリング項目が多ければよいとは限らない

　ICUで使用される医療機器には，**モニタリング目的**に使用されるものと**治療目的**に使用されるものがあります．前者は，生体情報モニター（心電図，SpO_2，非観血的血圧測定），肺動脈カテーテルなどがあたり，後者は人工呼吸器や脳室ドレナージ機器などがあげられます．もちろん，治療目的の医療機器でも，人工呼吸器グラフィックや各呼吸パラメーター（気道内圧，換気量，$ETCO_2$，など），頭蓋内圧などはモニタリング目的でも使用されるため両者は一部オーバーラップします．広い意味では，採血検査などの検査項目もモニタリング値に含まれますが，ここでは割愛します．現在ICUで一般的に測定可能なモニタリング項目をあげてみます（**表**）．これ以外にも各医療機器メーカー特有の測定項目などもありますし，IT技術の発展により今後さらに項目は増えていくことでしょう．

　これだけの多くの項目を，すべてしっかりとモニタリングすることによって，よりよい

表　ICU医療機器のモニタリング項目

- 生体情報モニタ〔心電図，血圧，SpO_2（経皮的動脈血酸素飽和度），心拍数〕
- 観血的血圧モニタ（Aライン）
- CVP（中心静脈圧）
- $ScvO_2$（中心静脈酸素飽和度）
- 肺外水分量・血管透過性係数
- 経肺圧（食道内圧モニタリング）
- 人工呼吸器（気道内圧，呼吸流量，換気量，呼吸仕事量，その他の肺メカニクス）
- 肺動脈（楔入）圧
- SvO_2（混合静脈血酸素飽和度）
- ICP（頭蓋内圧）
- SjO_2（内頸静脈酸素飽和度）

治療ができ，よりよい予後を得ることができる，ふつうであればそう考えます．ですが，医療機器の発展，進歩の歴史をみると，しばしばそうではないことがわかります．代表的な例として，Swan-Ganzカテーテル（肺動脈カテーテル）があげられます．Swan-Ganzカテーテルを挿入することによって肺動脈楔入圧，心係数などの厳密な循環動態を把握することができ，輸液を絞るべきなのか，負荷すべきなのか，血管拡張すべきなのか，強心薬を用いるべきなのかなど，今までは専門家でなければ困難だった判断を誰もが容易に行えるようになりました（いわゆる，Forrester分類）．かつてSwan-Ganzカテーテルは世界中で一世を風靡し，世界中のICUで多くの患者さんに用いられました（ICUのほぼすべての患者さんにSwan-Ganzカテーテルが挿入され，毎朝キャリブレーションの作業がとても大変でした…）．しかし，現在のICUではあまり一般的なモニタリング項目ではなくなってしまった施設が多いのではないでしょうか．Swan-Ganzカテーテルは，いまでも絶対的な優位性をもつ唯一無二のモニタリング機器で，著しく心機能が低下した患者さんや，体外循環からの離脱期，心不全を伴う敗血症性ショックなど循環管理がきわめて困難ななかで，確かな客観的パラメーターを提示し正しい循環管理に道しるべを与えてくれます．しかし，そこまでの重症ではなかったり，複雑な循環動態ではない患者さんでは，Swan-Ganzカテーテルを用いない（もうちょっとアバウトな）循環管理でも転帰が変わらず，カテーテル挿入により却ってカテーテル関連の合併症が増えてしまうことがわかってきたのです．**より発展的なモニタリングを行い，厳密な管理を行うことと，患者さんの転帰とが必ずしも一致しないことは留意しておくべきでしょう．**

2　必要がなくなったらすぐに離脱する

　最も一般的な生命維持管理装置である人工呼吸器は，その使用が長引けば長引くだけ，合併症が増え，死亡率が増すことが知られています．そのため，いかに人工呼吸管理期間を短縮するかが重要とされ，人工呼吸開始後は，① 毎日1回離脱を試す，② 離脱の評価はTピースもしくはCPAPにする，③ 規定の中止基準に該当したら元の設定に戻す，引っかからなければ離脱評価はクリア，という「自発呼吸トライアル（SBT）」が最良のウィー

ニング方法とされています．ややスパルタ気味にも感じる離脱法ですが，必要がなくなり次第すみやかに撤退することの重要性を示しています．必要がなくなった中心静脈カテーテルを忙しくてそのままにしていたら，翌日感染して発熱した…，もういらなさそうと思っていた導尿カテーテルを自己抜去されて尿道損傷を起こした…，皆さんもこのようなエピソードは経験があるのではないでしょうか．

　すべての医療機器にはリスクが存在し，そのリスクを上回りメリットが期待できる場合に医療機器を使用し，必要がなくなり次第，すみやかに撤退する…というスタンスが重要なのでしょう．次稿で扱いますが，医療機器を使うことによりアラームが増え，対応に苦慮してしまうことも問題となります．

【コラム】生体情報モニターのリスク？

先日実際に体験したエピソードです．78歳の男性が脱水で入院となりました．慢性心不全の既往もあったので，入院後は生体情報モニターをつけていたのですが，夜間になりソワソワしはじめ，モニターを何度も外してしまいます．そのたびに，担当の看護師が訪問し再装着をしていたのですが，10回目の攻防のときに「不穏，せん妄」と判断され事前指示で出されていたハロペリドールが投与されました．もともとが脱水の患者さんでしたので，ハロペリドールの投与により血圧は低下し，意識レベルも低下．臨時の輸液負荷によりリカバーすることはできたものの，結果として誤嚥のフラグが上乗せされてしまいました．この患者さんにモニター心電図をつけることは一般的ですし，十分に容認されるものです．ですが，あのとき患者さんが寝付くまでのあいだ一時的にモニターを外していたら…，モニターを外す代わりに，呼吸をしっかり見て，訪問を増やしていたら…，なんてタラレバが今でも頭をよぎります．

Profile

古川力丸（Rikimaru Kogawa）
弘仁会板倉病院 救急診療部 部長

医療機器のアラームと
その使いこなし方

石川淳哉

①守りのアラームと攻めのアラームで，患者さんを早くよくする
②モニターを直すのではなく，患者さんを治す
③alarm fatigue を知る

1 アラーム，ふたつの役割—守りのアラームと攻めのアラーム

　　アラームには2つの役割があると考えています．ここでは守りのアラームと攻めのアラームと名前を付けてお話しします．守りのアラームは，予期しない，生命にかかわる異常を知らせてくれるアラームです．攻めのアラームは，医療者が求めている目標を達成するために設定するアラームで，一般的な異常値が閾値になっている必要はありません．守りに徹するのがいいときもありますが，積極的に攻めのアラームを使って患者さんを早くよくすることも大切です．

1）守りのアラームで早期に介入する

　　守りのアラームは，**予期しない**，生命を脅かす可能性のある事態を警告してくれるアラームです．不整脈（心室細動，心室頻拍など）の出現，脈拍数・血圧・SpO2などの異常，人工呼吸器では異常な気道内圧の上昇・低下などを知らせてくれるアラームです．重症患者さんでは予期しない異常が現れることも珍しくありませんからこれらアラームの設定は必須です（デフォルトで設定されていたり，院内の規定で決まっていたりすることもあります）．これらのアラームが鳴ると皆さんが呼ばれるわけですが，忙しいときや夜間はちょっと煩わしく感じます．そのためか，アラームの設定が"doctor call"ではなく，"do not-doctor call"になっているのを見かけることがあります．脈拍数上限150回/分，収縮期

血圧下限70 mmHg，呼吸数上限40回/分などとなっていることがあります．突然このような状態になったのならそのとき呼ばれるのはやむをえないのですが，多くの場合，この数値に少しずつ近づいていく前段階を経ているはずです．すでに危険な兆候が見えはじめている前段階のうちに治療介入せず，異常がかなり進行，すなわち重症化してから治療をはじめるのでは大変不利です．比較的早期に異常に気づけば，輸液・酸素投与など比較的簡単な対症療法を行うことで悪化を遅らせ，原因を探る時間を稼ぎ，definitive therapyにもち込む機会をつくることができるかもしれません．

　医学は進歩しました．がんの患者さんもたくさん助かるようになってきました．でもそれは進行がんの患者さんが助かるようになったからでしょうか？早く見つけて早期のうちに根治治療ができるようになったからではないでしょうか．天然痘は根絶されました．天然痘を治す薬が開発されたからではありません．ワクチンを打つことによって発症する人がいなくなったからです．効果的な治療を行うためには，**早く見つけて（時には発症前に），早く手を打つ**ことが今でも重要な治療のストラテジーなのです．だからやはりアラームの設定は"doctor call"でお願いしたいと思います．

2) 攻めのアラームで治療を最適化する

　攻めのアラームとはアラームを治療に積極的に利用するということです．例えば血圧が低いため200 mL/時の細胞外液投与を指示したとします．24時間放っておいたら4,800 mLの晶質液が投与されることになりますが，過剰な晶質液投与は有害なので必要最小限にしたいところです．患者さんの状態は刻々と変わりますから状態に合わせて輸液量は調節する必要があります．しかし集中治療専従でない医師はそうしばしば患者さんの様子を見に来るわけにもいきません．そこでアラーム（看護師によるドクターコールも含めて）を利用します．この場合，血圧が低いことがclinical problemなので血圧上限アラームを厳しく設定します．守りのアラームならば血圧の上限は出血や，心不全を起こさない程度の数値に設定しますが，ここは上限をもっと低く（**厳しく**）設定します．そしてそのアラームが鳴りコールがあったら輸液量を減らします．これをくり返すことで晶質液の総投与量を最小限にすることができます．カテコラミンの減量なども同様に行えます．攻めのアラームを使うことで治療を最適化することが可能になります．

　ふたつのアラームを意識して使うことで患者さんを早くよくしたいものです．

2 そのパラメーターは本質か？— Treat the patient, not the monitor.

　モニターが異常値を示しアラームが鳴ったからといって，その異常値を必ずしも正常化させる必要があるとは限りません．モニターは生体の無限の営みのほんの一部を切りとって表示しているに過ぎないのです．その異常の原因（本質）を見つけ，本質を治療しましょう．

1) 洞性頻脈＝すぐβ遮断薬？

　　洞性頻脈の治療はすなわち原因の治療です．血管内容量減少，痛み，発熱など洞性頻脈をきたす原因はさまざまあります．それを鑑別し適切に治療することが本質です．いきなりβ遮断薬を使うのはいただけません．「そんな人いないよ」と笑われるかもしれませんが，これに近いことをしているのはしばしば見かけます（原因に対する治療を開始したが，その効果が出るまで対症療法をするのはかまわないと思います．冠動脈疾患を合併しているのでβ遮断薬も使っておこう，などという場合は使ってもよいと考えます）．

　　機器のモニターではありませんが，全身管理では水分バランスを算出することがあります．患者管理にバランスを重視される先生は指示簿のドクターコールの欄に“バランス±500 mL以上のとき”，などと記されることがあると思います．循環血液量減少性ショック（hypovolemic shock）や血液分布異常性ショック（distributive shock）では初期に多量の輸液が投与されるため，この時期のバランスは当然プラスに傾きます．状態が落ち着くとこの水分は血管内に戻ってきます．refillingです．若く腎機能のよい患者さんならば血管内に戻ってきた水分は尿となって排泄されます．多尿になるのでこの時期のバランスは当然マイナスです．この状態はバランスというパラメーター（モニター）で「マイナスバランスになっていますよ」というアラームが鳴っていることになります．バランスというモニターを治療してしまう先生は，バランスをドクターコール時の指示の値に収めるためにここで輸液を追加，増量してしまうことがあります．患者さんは水分を体外に出したがっているのに，医師が水分を足してしまっているのです．患者さんの病態を見ずに，バランスというパラメーターを治療してしまっている典型例です．患者さんの病態をしっかり理解していたらここは輸液を減らす場面です．腎機能のよくない高齢者であったら利尿薬の適応かもしれません．**モニターを治療してしまうと治療どころか患者さんに害を与えかねないのです．**

2) SpO₂が良好＝呼吸状態は問題なし？

　　パルスオキシメータは医療現場では標準のモニター機器となりました．これは本当に素晴らしいモニターです．パルスオキシメータができる前は動脈血液ガス分析を行わなければわからなかった動脈血酸素飽和度（SaO_2）を，経皮的動脈血酸素飽和度（SpO_2）として非侵襲的に計測することができるようになったのです．しかも連続的に測定でき，小さくて，安くて，較正も不要です．それまで酸素化能の低下はチアノーゼが出るまでわかりませんでした（それが中枢性チアノーゼであればの話ですが）．パルスオキシメータは今や臨床ではなくてはならにモニターとなりました．しかしその一方でSpO_2を過信する風潮も生まれました．すなわち，“SpO_2さえよければいいんでしょ”という考えです．若手の医師や看護師に「呼吸状態はどうですか？」と尋ねると「はい，サチュレーション100％です！」という答えしか返ってこないことがあります．パルスオキシメータがない頃，臨床医は呼吸状態を評価するためにさまざまな身体所見に注目していました（と，思われます）．呼吸数，呼吸補助筋の使用，意識，呼吸音，脈拍数，血圧，末梢の冷たさ，冷や汗，

などです．これらをもとに酸素化能，換気，呼吸仕事量を判断し治療方針を決めました．動脈血血液ガス分析を行っていればSaO2，PaO2以外に，PaCO2，pH，HCO3⁻，ヘモグロビン濃度などにも注目していました．これらによって呼吸性アルカローシスや代謝アシドーシスの有無，酸素の需給バランスなどを判断し呼吸状態評価の参考としていました．

　「呼吸状態はどうですか？」と聞かれて「サチュレーション100％です！」としか答えられない人は，パルスオキシメータによってあまりにも容易に酸素化能の評価ができるために，呼吸の他の要素，換気や呼吸仕事量の評価をすることを忘れてしまっています．血液ガス分析で呼吸性アルカローシス，代謝性アシドーシスの有無とその原因の鑑別をすることも忘れています．くり返しますがパルスオキシメータは本当に素晴らしいモニターです．しかしあまりに容易に酸素化能がわかるために，その他の要素である（時には酸素化より重要な）換気と呼吸仕事量のことを忘れさせてしまうこともあるのです．**1つのパラメーターを見てその高低に拘泥すると，その背景にあるもっと本質的で重要な要素を見逃すとがある**という例です．SpO2が100％でも，頻呼吸で意識状態が悪ければ血液ガス分析をしてPaCO2やHCO3⁻を見ましょう．呼吸補助筋を見ましょう．SpO2が100％でも人工呼吸が必要なことは稀ではありません．

　そのパラメーターは病態の本質か，その異常値を是正する価値があるのかをよく考えましょう．治すのはモニターではなく，患者さんです．

3 alarm fatigue ― 医師は無関心でいいのか？

　実際には介入の必要のない無駄なアラームがたくさん鳴っています．だからといってアラームを切ってしまうといざというときに困ります．この矛盾には医療界全体で取り組まなければなりません．

　ICUや一般病棟のナースステーションでモニターのアラームがBGMのように鳴り続けていませんか？「こんなに鳴らしっぱなしにして何か意味があるのだろうか？」と，思ったことがある方もいると思います．実はモニター機器のアラームの90％は，実際には介入の必要のない"無駄鳴りアラーム"であるといわれています[1]．看護師もそれを知って（感じて）いるのと，すべてのアラームに逐一対応する余裕がないので往々にして鳴りっぱなしになります．だからといってアラームを切ってしまったら本当の異常が発生したときに責任を問われます．その一方で鳴らしっぱなしにしていてそのなかに本当の異常が含まれていたら，アラームが鳴っているのに対応しなかったといって非難されるでしょう．現代のアラームはこの矛盾のなかにあります．**この矛盾に疲弊し，アラームに麻痺してしまった状態をalarm fatigue**と呼んでいます．

　重症患者が入室しているICUではこの問題には常に頭を悩ませています．いくつか姑息的な対処方法はありますが抜本的な解決はいまだに見出せないでいます〔筆者はAI（artificial intelligence）が解決してくれないかとひそかに期待しています〕．これは医療界全体で取り組むべき問題であり看護師任せにしておいてはいけません．国民の健康と医療

の安全に対する最終責任を負っている医師がともに考えなければならない問題です．この文章をお読みの若手の先生方には重い話題かもしれませんが，ここではalarm fatigue という言葉とその概念を知っていただければいいと思います．しかし1つだけ皆さんにも（今すぐにとはいいませんが，将来的には）していただけることがあります．

　血圧低下のアラームが鳴り医師が呼ばれます．診察の結果，血管内容量低下と判断し，細胞外液500 mLを2時間で投与するように指示しました．しかし輸液の効果が出るまでには1〜2時間はかかると思われます．その間アラームは鳴りっぱなしになってしまいます．厳しめのドクターコールにしてあったおかげで早めに呼ばれ，まだショックというほどの数字ではありません．そのようなとき，看護師にこう伝えていただけたらいいと思います．「2時間後に再評価するまでの間，血圧上限のアラームを10 mmHg下げます．2時間の間にその数値にかかるようでしたらまた呼んでください」．看護師の頻回にアラームを止める労力，または鳴らしっぱなしにすることによる自責の念，またはアラームの上限をこっそり下げることに対する責任，これらの一部を医師である皆さんも担っていただければと思います．

　alarm fatigue，心に留めておいてください．

【コラム】パルスオキシメータ開発者

パルスオキシメータの原理を発明したのは日本の青柳卓雄氏です．その功績は世界中で高く評価されています[2]．氏はその功績により2002年に紫綬褒章を，2015年にはIEEE（米国電子電機学会）からMedal for innovations in Healthcare Technologyを受けていらっしゃいます．残念ながら2020年4月18日逝去されました．これに際しワシントン・ポスト，ニューヨーク・タイムズ，ウォール・ストリート・ジャーナルなどが追悼記事を配信しました．謹んでご冥福をお祈りいたします．

ところでこのパルスオキシメータ，当たり前ですが本名はパルスオキシメータです．サチュレーションモニターでもサットモニターでも，ましてやサーチモニターなどでは決してありません．

文　献

1）石川淳哉："Crying Wolf" —アラームは敵か味方か？ INTENSIVIST, 3：181-188, 2011
2）Courville, Aoyagi, and ASA：1936 Was a Banner Year! Anesthesiology, 125：1218, 2016

Profile

石川淳哉（Jun-ya Ishikawa）
東京女子医科大学 集中治療科
日本集中治療医学会 集中治療専門医

人工呼吸器の使いこなし方とアラーム対応

森川　咲，櫻谷正明

① 人工呼吸の目的は換気・酸素化の改善，呼吸仕事量の軽減であり，合併症を避けることが重要である

② アラームが鳴ったらまずは患者の全身状態を評価し，緊急性が高いかを評価する

③ 適切なアラームを設定し，人工呼吸器から得られる情報も踏まえ，異常の原因を検索する

はじめに

　　皆さんは人工呼吸器にどんなイメージをもっていますか．人工呼吸器自体が患者さんの肺をよくするわけではありません．あくまで患者さんの呼吸を補助する手段であり，むしろ，使い方を誤ると肺を悪くしてしまう可能性もあります．重要なのは，人工呼吸器の目的と正しい使い方を理解し，合併症を避けることです．

1 人工呼吸器の目的

　　人工呼吸器の目的は ① **換気の改善**，② **酸素化の改善**と ③ **呼吸仕事量の軽減**です．まずは初期設定からこれらを考えていきます．

1）換気

　　分時換気量（mL/分）＝ 1回換気量（mL）×呼吸回数（回/分）です．

❶ 1回換気量

　　過剰な1回換気量は，肺に強いストレスを与え，肺障害を起こしたり，死亡率の上昇と関連しています．安静時の1回換気量は6 mL/kgといわれていますが，初期設定では，6～8 mL/kgとすることが一般的です．1回換気量の計算には実体重ではなく，予測体重を用

表1 性別での予測体重

	計算式（kg）
男性	50.0 + 0.91 × 〔身長（cm）− 152.4〕
女性	45.5 + 0.91 × 〔身長（cm）− 152.4〕

表2 分時換気量の初期設定例：
予測体重 60 kg，目標分時換気量 6 L／分の場合

	1回換気量	呼吸回数	分時換気量
6 mL/kg	360 mL	16	5.76 L／分
	360 mL	17	6.12 L／分
8 mL/kg	480 mL	12	5.76 L／分
	480 mL	13	6.24 L／分

います（表1）．

❷ 分時換気量

　　分時換気量は予測体重÷10（L）を初期設定の目標とします．予測体重が60 kgの場合，6 L／分が目標となり，呼吸回数は6 mL/kgなら16～17回／分，8 mL/kgなら12～13回／分となります．予測体重が60 kgの場合は，表2のようになります．血液ガス分析（pH，$PaCO_2$）や呼気終末二酸化炭素分圧（end-tidal CO_2：E_TCO_2）を確認しながら調整します．

2）酸素化

　　酸素化に寄与するのは吸入酸素濃度（F_IO_2）と呼気終末陽圧（PEEP：positive end-expiratory pressure）です．

❶ F_IO_2

　　低酸素を避けるため**初期設定は1とし**，高濃度酸素による吸収性無気肺や肺障害を避けるため，なるべく早期に下げられるよう原因の治療に努めましょう．48時間以内にF_IO_2 0.6以下まで下げるべきであるという意見もあります．

❷ PEEP

　　PEEPを高くすることで，潰れた肺胞が広がり，酸素化が改善します．低すぎると肺胞が潰れてしまい，高すぎると肺胞が過伸展したり，静脈灌流量が低下して血圧が下がったりします．**初期設定は5 cmH2O**として，循環動態や病態を考えて調整します．

3）呼吸仕事量

　　人工呼吸設定を行ううえで，**まずは換気モードと換気様式を決めます**．

❶ 換気モード

　　急性期は補助／調節換気（assist/control：A/C）で開始し，状態が安定した後に持続的気道内陽圧（continuous positive airway pressure：CPAP）へと変更していきます．同期式間欠的強制換気（synchronized intermittent mandatory ventilation：SIMV）は近年

表3 各モードにおける強制換気について

モード	強制換気の割合	分時換気量
補助／調節換気 A/C	設定回数の強制換気（調節換気） それ以上の自発呼吸がある場合は，調節換気と同じ換気様式で換気される（補助換気）	1回換気量×総呼吸回数 （設定呼吸回数＋自発呼吸回数）
同期式間欠的強制換気 SIMV	設定回数の強制換気 それ以上の自発呼吸がある場合は，自発呼吸分の換気がされる（PSVでサポートされる）	1回換気量×設定呼吸回数 ＋自発呼吸で吸った換気量
持続的気道内陽圧 CPAP	自発呼吸がないと換気されない （強制換気なし）	自発呼吸で吸った換気量

表4 従量式，従圧式での設定項目とモニタリング

換気様式	設定項目	モニタリング
従量式（VCV）	1回換気量，吸気流量	気道内圧
従圧式（PCV）	吸気圧，吸気時間	1回換気量

ではあまり使用されませんが，A/CとCPAPとは強制換気（患者の状態によらず設定通りの換気を強制的に行うこと）の割合で区別するとよいでしょう（**表3**）.

CPAPでは，自発呼吸がないと換気が入らないので呼吸回数や分時換気量は自発呼吸の程度によって変化します．無呼吸アラームを設定して，一定時間，自発呼吸がなければバックアップ換気に切り替わるように設定します．意識障害や鎮静薬・鎮痛薬などの薬剤の影響が多いと思いますが，原因が改善するまでは強制換気を行うのがよいでしょう．

❷ 換気様式

換気様式には**従量式（VCV）**と**従圧式（PCV）**がありますが（**表4**），従量式では換気量を設定してその換気量が入るまで送気するので，気道内圧は吸気終末にかけて上昇します．肺や胸郭の硬さ，気道の細さによって気道内圧が変わります．従圧式では設定した吸気圧をかけることで，肺胞と圧較差ができ送気することができます．吸気終末にかけてその圧較差がなくなり，肺胞と人工呼吸器の圧が等しくなればガスの流れはなくなります．従圧式では，気道内圧は一定ですが，換気量は肺の状態（肺胸郭の硬さ，気道の細さ，吸気の努力など）によって変化します．適切に使用すれば優劣はありませんが，米国では従量式，欧州や日本では従圧式が好まれているようです．

2 人工呼吸器管理中のトラブル

人工呼吸患者のように呼吸状態が悪い場合には，ICUやそれに準ずる施設で管理をされることが多いです．酸素化の評価はSpO2，換気の評価はEtCO2などの持続モニタリングがあり，間欠的に血液ガス分析を行って評価していきます．ここでは人工呼吸器のアラーム対応について考えていきます．人工呼吸器のアラームが鳴った場合，最初に見るべきモニタリング項目はバイタルサインです．バイタルサインに異常がある場合は緊急度が高く，

表5 DOPE

displacement of the tube	obstruction of the tube	pneumothorax	equipment failure
チューブの位置異常	チューブの閉塞	気胸	機器の不具合
チューブの固定の位置や口元からの空気の漏れを確認.視診や聴診,胸部X線で片肺換気やチューブ位置の評価	用手換気で抵抗を確認し患者さんがチューブを噛んでいないか,分泌物で気道が閉塞していないかを評価	視診,聴診,胸部X線で気胸の有無を評価.緊張性気胸が疑われる場合は迅速に脱気・ドレナージを行う	人工呼吸器の回路を外して用手換気を行う.ARDSなど高いPEEPが必要な場合はPEEPバルブを用いる

DOPE（表5）をまずは除外しましょう．DOPEは身体所見など簡単な診察で鑑別できます．また，突然のSpO2低下では，見落としやすく，なおかつ致死的な疾患であるため，必ず肺塞栓を鑑別にあげるようにしましょう．

DOPEをクリアしたら，人工呼吸器から得られる情報で鑑別を進めましょう．変化するものに対してモニタリングを行い，アラーム設定をすることで異常に気づくことができます．ここでは，従量式（VCV）で管理している場合の気道内圧上昇アラームと従圧式（PCV）での1回換気量低下アラームの場合を考えていきたいと思います．

1）気道内圧上昇（図1：VCVでのアラーム対応）

症例1

心不全急性増悪のために人工呼吸器管理中の70歳男性（予測体重60 kg）．気道内圧上限アラームが鳴っている．
人工呼吸器設定：A/C-VCV，FIO2 0.4，PEEP 5cmH2O，1回換気量480 mL，呼吸回数12回/分．
バイタルサイン：血圧124/82 mmHg，脈拍86回/分，呼吸数12回/分，SpO2 98％．

バイタルサインは安定しており，DOPEも問題がありませんでした．

グラフィックから，患者–人工呼吸器非同調の有無を判断します．患者–人工呼吸器非同調は，人工呼吸器からの呼吸サポートが患者の欲する呼吸パターンや換気量とマッチしていないときに生じる現象です．

次に肺メカニクスを評価して，気道抵抗の上昇，コンプライアンス（肺・胸郭の膨らみやすさ）の低下がないか確認します（次稿，p1666）．コンプライアンス低下の場合は肺胞にかかるプラトー圧が上昇し，気道抵抗上昇は吸気時にかかる最大の気道内圧（ピーク圧）とプラトー圧の差が大きくなります（図2）．

気道抵抗が上昇する原因には，**気管チューブの閉塞・屈曲，気道分泌物の貯留，気管支攣縮**などがあります．チューブの閉塞・屈曲が原因の場合には分泌物の除去，チューブの交換を行います．気管支攣縮が原因の場合には，気管支拡張薬の使用を検討しましょう．

コンプライアンス低下には，肺炎，肺水腫，ARDSのように肺が硬くなる病態と，気胸，胸水や腹部コンパートメント症候群など肺の周りの問題で肺が膨らみにくい病態がありま

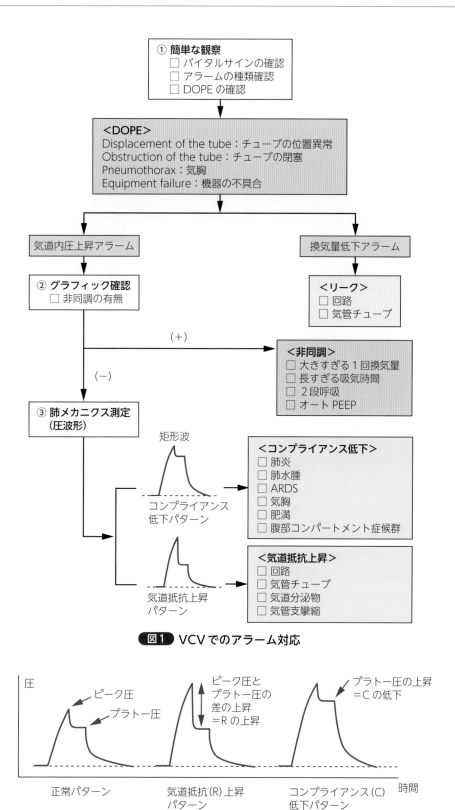

① 簡単な観察
- ☐ バイタルサインの確認
- ☐ アラームの種類確認
- ☐ DOPE の確認

＜DOPE＞
Displacement of the tube：チューブの位置異常
Obstruction of the tube：チューブの閉塞
Pneumothorax：気胸
Equipment failure：機器の不具合

気道内圧上昇アラーム

換気量低下アラーム

② グラフィック確認
- ☐ 非同調の有無

＜リーク＞
- ☐ 回路
- ☐ 気管チューブ

（＋）

（－）

＜非同調＞
- ☐ 大きすぎる1回換気量
- ☐ 長すぎる吸気時間
- ☐ 2段呼吸
- ☐ オート PEEP

③ 肺メカニクス測定
（圧波形）

矩形波

コンプライアンス
低下パターン

＜コンプライアンス低下＞
- ☐ 肺炎
- ☐ 肺水腫
- ☐ ARDS
- ☐ 気胸
- ☐ 肥満
- ☐ 腹部コンパートメント症候群

気道抵抗上昇
パターン

＜気道抵抗上昇＞
- ☐ 回路
- ☐ 気管チューブ
- ☐ 気道分泌物
- ☐ 気管支攣縮

図1 VCV でのアラーム対応

圧

ピーク圧
プラトー圧

ピーク圧と
プラトー圧の
差の上昇
＝R の上昇

プラトー圧の上昇
＝C の低下

正常パターン

気道抵抗（R）上昇
パターン

コンプライアンス（C）
低下パターン

時間

図2 コンプライアンス低下と気道抵抗上昇による気道内圧波形の変化
（VCV：矩形波）

す．片肺挿管も原因となりますが，その場合はチューブの位置を修正します．

　いずれの場合も，原因が改善されるまでは酸素化と換気の維持をしますが，肺が過剰に伸展しないように，プラトー圧を30 cmH2O以下を目標に設定します．この症例では8 mL/kgで管理していますので，プラトー圧が高い場合は，血液ガスなどを確認しながら換気量を減らします．

2）1回換気量低下 （図3：PCVでのアラーム対応）

症例2

　COPD急性増悪で人工呼吸器管理中の64歳男性．1回換気量下限アラームが鳴っている．
人工呼吸器設定：A/C-PCV，FiO2 0.5，PEEP 5 cmH2O，吸気圧 12 cmH2O，呼吸回数16回/分．
バイタルサイン：血圧 100/60 mmHg，脈拍 122回/分，呼吸数 30回/分（自発呼吸あり），SpO2 96 %．

　1回換気量の測定値は200 mLでアラームが鳴っています．頻脈，頻呼吸があり，急いだ方がよさそうです．DOPEには問題ありません．

　まずはリークがないか確認しましょう．換気量は吸気と呼気で同じですので，ゼロからはじまり，吸気が終わるまで換気量は増え，呼気がはじまると低下しゼロに戻ります．リークがあった場合，人工呼吸器に戻るガスが少なくなるので，換気量波形がゼロに戻らないことが特徴です．図4のように換気量波形に注目するとすぐに気づくことができます．リークは，気管チューブの破損あるいはチューブが抜けかけてカフが声門にかかっているとき，**カフ圧不足，カフ破損，呼吸回路の接続外れ・破損**などによって起こります．

　COPD急性増悪のような気道抵抗上昇がある場合は，auto PEEPに気をつけます．息を吐き終わる前に次の吸気が送り込まれ，次の息も吐き終わる前にまた次の息が送り込まれるとしだいに肺はパンパンに膨らんでしまいます．肺胞に吐き切れないガスが残った状態をauto PEEPといい，患者-人工呼吸器非同調の原因になります．また，胸腔内圧が上昇し静脈還流が妨げられ血圧が低下したり，肺胞内圧が高くなった肺では人工呼吸器関連肺障害の危険性が高くなります．auto PEEPを解除するためには十分は呼気時間を確保するよう設定変更をしますが，呼吸回数を減らす目的で鎮静を深くすることもあります．

　最後に肺メカニクスを確認します．従圧式（PCV）では従量式（VCV）のように気道抵抗とコンプライアンスのどちらに異常があるか定量的に判断することはできません．グラフィックを見て判断します．

　いずれの場合も原因に対する治療が必要です．それまでの間，コンプライアンスが低下すると硬い肺を膨らますにはより高い圧が必要なので，必要な換気量が得られるように吸気圧を上げます．気道抵抗が上昇すると，同じ吸気圧で空気を送った場合，空気が肺胞に達するまでの時間が延長するので，より高い圧をかけ短時間で終了するようにするか，吸気時間を延長させます．呼気時間が短くなるかもしれませんので，auto PEEPに注意しましょう．

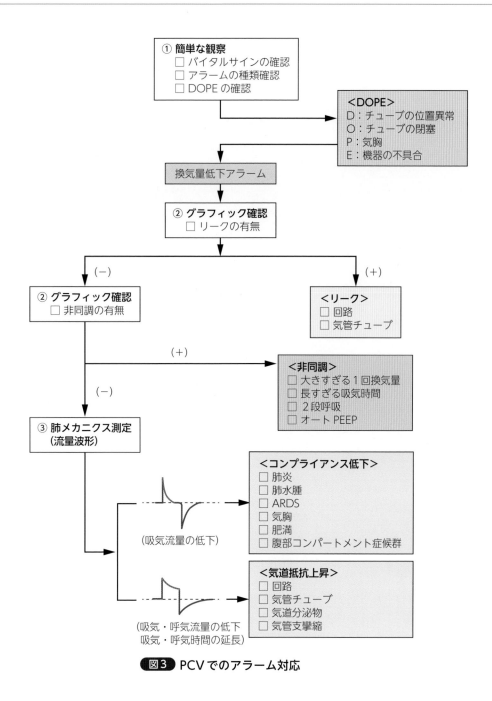

図3 PCV でのアラーム対応

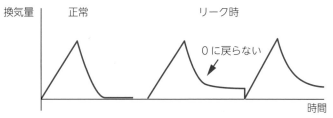

図4 リークの時の換気量波形

3 アラーム対応表一覧 (表6)

表6 人工呼吸器の代表的なアラームと主な原因・対応

モード-換気様式	アラーム	原因	対応
A/C-VCV	1回換気量上限	・吸気換気量を設定して人工呼吸を行うため，アラームを適切に設定していれば通常ない ・2段呼吸があれば，その後の呼気換気量は増える ・回路コンプライアンスに変化があった場合は測定する呼気換気量は変化しうる	・人工呼吸器非同調があれば，呼吸器設定を変更する ・使用回路の種類が変更された場合は，再度キャリブレーションを行い，回路抵抗とコンプライアンスが適切に補正できるようにする
	1回換気量低下	リーク，人工呼吸器のセンサー不良	気管チューブの位置，カフリーク，胸腔ドレーンの確認
	気道内圧上限 気道内圧が高いため制限がかかり，アラームの前に換気量が減ることが多い（吸気圧制限換気）	・気道抵抗の上昇（①） 痰づまり，人工鼻の閉塞，チューブの折れ曲がり・噛み締め，喘息発作など ・コンプライアンスの低下（②） 片肺挿管，無気肺，肺炎，気胸，胸水，腹部コンパートメント症候群，胸部熱傷，肺水腫など	・原因に応じた治療 ・回路の確認，喀痰吸引，人工鼻の交換，気管支拡張薬，チューブ位置の確認など ・緊張性気胸を忘れないこと ・**原因が改善するまでの間は，気道内圧が上がりすぎないように換気量を減らすなど対応する（A）**
	呼吸回数上限	自発呼吸による頻呼吸 オートトリガー（心拍動やリークなど）	・発熱や代謝性アシドーシスなど換気量が増える原因の検索・治療 ・適切な鎮痛・鎮静 ・**回路の確認，トリガー設定の確認**
	分時換気量上限	A/C-VCVでは呼吸回数上限と同義	
	分時換気量低下	1回換気量低下もしくは（アラーム設定からの）自発呼吸回数の低下	・気管チューブの位置，カフリーク，胸腔ドレーンの確認 ・自発呼吸が減少した原因検索（頭蓋内疾患などの意識障害をきたす疾患，過剰な鎮静薬など） ・**原因が改善するまでの間は，適切な分時換気量が得られるように，換気量や換気回数を調整する（B）**
A/C-PCV	1回換気量上限	コンプライアンスの上昇，吸気努力の上昇（**大呼吸**），ときに気道抵抗の低下	・人工呼吸を開始した呼吸不全の改善ならば，適切な設定の見直し ・発熱や疼痛，不安，代謝性アシドーシスなど換気量が増える原因の検索・治療
	1回換気量低下	・コンプライアンスの低下，吸気努力の減少（**小呼吸**），気道抵抗の上昇（上記①②参照） ・呼吸努力の低下，リーク	・上記（A）（B） ・**原因が改善するまでの間は，適切な換気量が得られるように，吸気圧を調整する**
	呼吸回数上限	・自発呼吸による頻呼吸 ・オートトリガー（心拍動やリークなど）	A/C-VCVの呼吸回数上限と同様
	分時換気量上限	自発呼吸数の増加もしくは1回換気量上昇による	
	分時換気量低下	1回換気量低下もしくは呼吸努力の低下	・上記（A）（B） ・原因が改善するまでの間は，適切な分時換気量が得られるように，吸気圧や換気回数を調整する
SIMV (A/Cに加え)	自発呼吸　1回換気量上限	・大呼吸と同義 ・発熱，不安，疼痛，代謝性アシドーシスなど	・左記の原因検索・治療 ・**人工呼吸器非同調があれば，呼吸器設定を変更する．**
	自発呼吸　1回換気量下限	・小呼吸と同義 ・鎮静・麻酔下，過小な呼吸努力，呼吸筋疲労，コンプライアンスの低下，気道抵抗の上昇，PS不足など	・左記の原因検索・治療 ・原因が改善するまでの間は，適切な換気量が得られるように，サポート圧を調整する
	呼吸回数上限	頻呼吸と同義．オートトリガーが原因のこともある．	A/Cの呼吸回数上限と同様．

表6 人工呼吸器の代表的なアラームと主な原因・対応

モード-換気様式	アラーム	原因	対応
SIMV (A/Cに加え)	呼吸回数下限	鎮静・麻酔下，過小な呼吸努力，呼吸筋疲労，ミストリガーなど	・吸気トリガーの調整 ・原因が改善するまでの間，強制換気回数を増やすかA/Cへモード変更する
自発呼吸 モード (CPAP)	無呼吸	中枢性無呼吸，薬剤性（鎮静・麻酔・筋弛緩薬など），代謝性アルカローシス，ミストリガー，など. ＊呼吸停止まで至らなくとも，設定時間，自発呼吸が検知されなければ無呼吸と判断される	・吸気トリガーの調整 ・原因が改善するまでの間，A/CやSIMVなどのモードへ変更する
	呼吸回数低下	無呼吸と同様	
	呼吸回数上限	頻呼吸と同義．発熱，不安，疼痛，代謝性アシドーシス，オートトリガー，PS不足など	・左記の原因検索・治療 ・原因が改善するまでの間は，換気量が少なければ，適切な換気量が得られるように，サポート圧の調整やA/CやSIMVなどのモードへ変更する
	1回換気量上限	大呼吸と同義．発熱，不安，疼痛，代謝性アシドーシスなど	・左記の原因検索・治療 ・人工呼吸器非同調があれば，呼吸器設定を変更する
	1回換気量下限	小呼吸と同義．鎮静・麻酔下，過小な呼吸努力，呼吸筋疲労，コンプライアンスの低下，気道抵抗の上昇，PS不足など	・左記の原因検索・治療 ・原因が改善するまでの間は，適切な換気量が得られるように，サポート圧の調整やA/CやSIMVなどのモードへ変更する
人工呼吸器の 問題で生じる 器械的アラーム	PEEP上昇・低下	呼気弁や回路の閉塞・回路のリーク	回路や呼気弁の確認，交換
	AC電源低下	AC電源が供給されず，内蔵バッテリーで作動中	AC電源の接続確認
	電力低下	AC電源が供給されず，内蔵バッテリーの電源不十分	AC電源の接続確認 内蔵バッテリー接続の確認
	低AC電源	AC電源の電圧が1秒以上，定格値の80%以下の状態になった	AC電源をチェック
	バッテリー低下，容量不足	内蔵バッテリー駆動できる残り時間が短い	バッテリーを再充電
	バッテリー作動不良	内蔵バッテリーで作動しない	修理依頼
	酸素濃度上限・下限	酸素濃度が設定値よりも高く・低くなっている	酸素センサーのキャリブレーション，酸素センサーの交換
	酸素・空気供給源低下	人工呼吸器の作動に必要な圧縮酸素・圧縮空気の圧力が不十分	アウトレットの接続や配管を確認

おわりに

　　利益を生むための医療介入には必ず害が伴います．アラーム対応がすみやかにできることで，合併症を避ける一助になれば幸いです．

【コラム】アラーム設定，アラーム履歴，患者履歴
人工呼吸管理を行なっている患者に対する有害事象を防ぐためには，適切なアラーム設定が不可欠です．一般的なアラーム設定は，プラトー圧は30 cmH2O以下を目標とすると気道内圧上限は35〜40 cmH2O程度，必要な換気量の±30%程度が目安です（図5）．どの機種でもアラームは緊急性の高さにより，警報音の種類や大きさが変わったり，ライト色が変わったりしています．

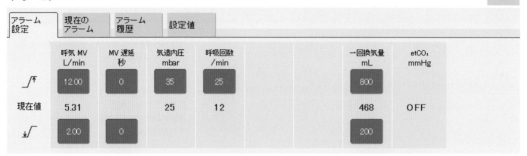

図5 Evita Infinity® V500 (Draeger) のアラーム設定画面

また，アラーム履歴や患者データ履歴を確認することで，患者の治療経過を確認でき，その後の管理に役立ちます．心原性肺水腫の患者で，呼吸状態の改善（VCVなら気道内圧の低下，PCVなら換気量の上昇）するのを経時的に確認できたりします．また急変時の振り返りにも有用です．例えば，A/C-VCVで管理中に気胸になった患者のアラーム履歴を振り返ると，気道内圧上昇アラームが鳴っていたことがわかります．確認したいアラーム時間を記録し，その前に気道内圧がいつから上がってきていたのか，直近の測定した肺メカニクスなどを確認することができます．

■ 文 献

1）Brower RG, et al：Ventilation with lower tidal volumes as compared with traditional tidal volumes for acute lung injury and the acute respiratory distress syndrome. N Engl J Med, 342：1301-1308, 2000（PMID：10793162）

2）Fan E, et al：An Official American Thoracic Society/European Society of Intensive Care Medicine/Society of Critical Care Medicine Clinical Practice Guideline：Mechanical Ventilation in Adult Patients with Acute Respiratory Distress Syndrome. Am J Respir Crit Care Med, 195：1253-1263, 2017（PMID：28459336）

3）Gilstrap D & MacIntyre N：Patient-ventilator interactions. Implications for clinical management. Am J Respir Crit Care Med, 188：1058-1068, 2013（PMID：24070493）

■ 参考文献・もっと学びたい人へ

1）「Dr.竜馬の病態で考える人工呼吸管理」（田中竜馬/著），羊土社，2014

2）「人工呼吸器の本 エッセンス」（田中竜馬/訳，Owens W/著），メディカル・サイエンス・インターナショナル，2018

3）「重症患者管理マニュアル」（平岡栄治，他/編），メディカル・サイエンス・インターナショナル，2018

Profile

森川　咲（Saki Morikawa）
奈良県総合医療センター 集中治療部

櫻谷正明（Masaaki Sakuraya）
JA広島総合病院 救急・集中治療科

人工呼吸器グラフィック

菅　広信

① グラフィックは基本波形を覚える

② グラフィックはR（レジスタンス）とC（コンプライアンス）を常に考える

③ グラフィックと合わせて，身体所見も観察することが重要

はじめに

　　COVID-19の影響で人工呼吸器やECMOの取り扱いについて注目が集まり，日本における人工呼吸のエキスパートの不足が叫ばれています．人工呼吸器は初学者にとって，非常にとっつきにくいものであることは確かです．理由として，メーカーごとに換気モードや用語の表記が異なることや，グラフィックと呼ばれる画面が常に描かれておりその意味を理解するのが難しいこと，生命維持管理装置にもかかわらず人工呼吸管理に関するトレーニングが必須化されていない，普及していないこと，などがあげられます．そこで，本稿では，グラフィックの基本〜人工呼吸に携わる全医療者が押さえるべき内容を中心に述べさせていただきます．最初に次の症例を考えてみましょう．

症例

こんな症例では何が起きているのだろう？

　消化管穿孔による，緊急手術（穿孔部の切除，人工肛門増設）をしてICUに入室した患者さんです．術後8日目になりますが，酸素化と換気が悪く，人工呼吸器での管理が続いています．あなたは患者さんのことが気になって，ICUに行ってみました．そこで2年目の看護師から，待ってましたとばかりに相談を受けました．

　「先生，先程から，SpO₂が96％→89％へ低下しています．最高気道内圧が19 cmH₂O程度だったのが，35 cmH₂Oに上昇しちゃったんです．何が起こったんでしょうか？ 痰でも詰

まったんでしょうか？」

人工呼吸器の設定：A/C-VCV（矩形波），呼吸回数12回/分，1回換気量500 mL，吸気時間1.4秒，PEEP 7 cmH₂O，FIO₂ 0.5.

身長170 cm，体重60 kg，分時換気量6.0 L/分程度です．

グラフィックを確認すると図1のように変化しています．どう考えますか？

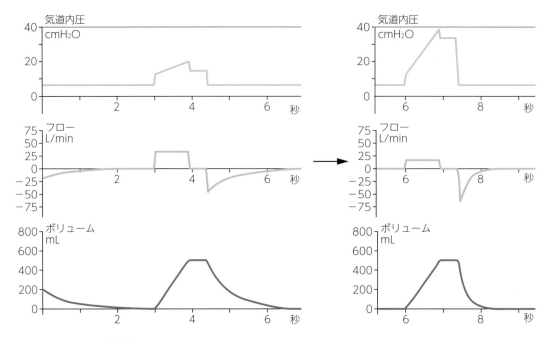

図1 症例患者の人工呼吸器グラフィックの変化

変化が分かりやすいように，呼気の前にポーズを（10%程度）設定している．

1 グラフィックの基本

症例は後で考えることにして，まずは基本を確認しましょう．

1）基本の3つの波形を覚える

人工呼吸器グラフィックは，人工呼吸器の種類によって表示できるものが若干変わりますが（表示させる波形を選ぶこともできます），基本的に時間を横軸とした以下の3つの波形からなり立っています．

1. 圧波形（圧―時間曲線）
2. 流量波形（流量―時間曲線）
3. 換気量波形（換気量―時間曲線）

この他にも気道内圧・流量・換気量をそれぞれ縦軸・横軸にとったループ曲線がありますが，発展的内容になりますので本稿では割愛します．

また，人工呼吸器は圧による換気方法（pressure control ventilation：PCV）と換気量による換気方法（volume control ventilation：VCV）があるので，どちらの換気様式を選ぶかによって，グラフィックにも変化が出ます．さらにVCVには矩形波と漸減波があります．矩形波では，常に一定の流量が吸気されます．漸減波では，自然な呼吸のように最初に速い速度で送気され，徐々に遅くなっていきます．矩形波は現在では使うことは少ないとされていますが，グラフィックの基本原則を学ぶうえでは非常に重要です．

❶ 圧波形（図2の上段）

圧─時間のグラフィック

横軸が時間，縦軸が圧，PEEP（positive endexpiratory pressure：呼気終末陽圧）が基点となり，そこから気道内圧が示されます．

一番圧が高いところが，吸気の終了＆呼気のはじまりです．誤解してはいけないのは，人工呼吸器は肺に圧をかけるだけで，呼気の際に肺からガスを吸いとることはしません．吸気の終了とともに閉じていた回路弁を開けると，肺の弾力で自然とガスが肺から出ていきます．

❷ 流量波形（図2の中段）

流量─時間のグラフィック

横軸が時間，縦軸が流量，基線から上が吸気，下が呼気になります．このグラフィック

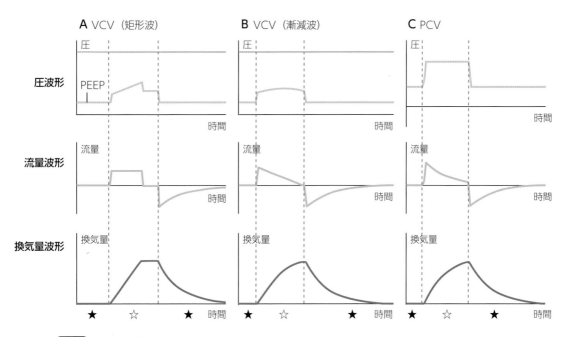

図2 正常なグラフィック

A）VCV矩形波，B）VCV漸減波，C）PCV.
☆＝吸気時間　★＝呼気時間.

は**吸気と呼気のスピード**を表しています．通常の呼吸では，吸気の開始時に一番速くなり（VCV矩形波は常に一定），呼気に切り替わったときも最初が速く，徐々に遅くなっていきます．基線は吸気でもない呼気でもないポイントになります．したがって，基線部分が長い呼吸は，息こらえ状態かもしれず，吸気時間を調整する必要があるかもしれません．

❸ 換気量波形（図2の下段）

換気量―時間のグラフィック

　横軸が時間，縦軸が換気量となります．前述の2波形と同じように吸気と呼気の切り替わりのときに換気量が最大になります．この波形で重要なことは，**呼気の最後で波形が基線まで戻る**ことです．もし，戻らないような波形の場合はガスがリークしている恐れがあります．

2 症例に起きていることを考えてみる

1）レジスタンスとコンプライアンス

　症例の波形（**図1**）を確認すると，先程確認した**図2**の基本の波形とは少し違うようです．このグラフィックを判読するには，レジスタンス（気道抵抗，R）とコンプライアンス（C）の見方を知る必要があります．気道抵抗とコンプライアンスは，VCV（矩形波），圧波形での変化が確認しやすいです．**図3A**に，グラフィック上でのR（レジスタンス）とC（コンプライアンス）の関連する部分を示しました．まずはレジスタンスから説明します．

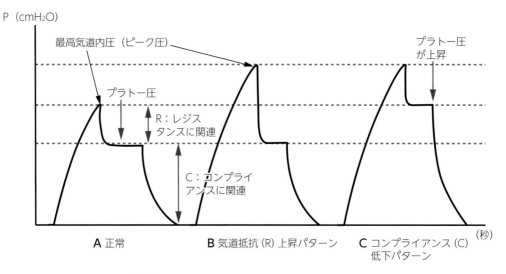

図3　気道抵抗とコンプライアンスの変化
〔圧波形 VCV（矩形波）〕

ここがポイント

> RとCを押さえると，グラフィックは難しくない！

① レジスタンス（気道抵抗）の考え方

　気道抵抗が上昇するというのは，気道にどんな変化が起きているのでしょうか？ 思い浮かべるイメージは空気の通り道が狭くなっている状態です．想定される疾患としては，気管支喘息やCOPDなどの閉塞性肺疾患，その他にも痰の貯留，もしかしたら気管チューブが詰まりかけているということも考えられます．気道抵抗が高いと気道内に高い圧力をかけないと，空気が入っていきません．したがって，グラフィックは図3Bのように細長く，ぴょんと飛び出すような波形になります．

② コンプライアンスの考え方

　コンプライアンスという用語は，肺が硬いか・柔らかいかという意味で用いられます．肺の硬さと捉えるよりも，**肺の変形のしやすさ**と捉えた方がわかりやすいかもしれません．というのも，コンプライアンスを決めるのは，肺の硬さ（肺線維症など）だけでなく，胸郭の動作にかかわるすべての要素が関係してくるからです．例えば，肥満・妊婦や腹水などで腹部が大きい症例の場合は，コンプライアンスは低下します．また，肺の中と外の液体の貯留（肺水腫や胸水）・そもそも肺が膨らまない気胸などでも変化します．さらには胸部の熱傷で皮膚の伸展性が低下している場合も考えられます．このように，コンプライアンスには肺実質の硬い・柔らかいでだけでなく，さまざまな要因がからむことを覚えておきましょう．VCVの波形としては，ぴょんと飛び出すのではなく，ベースとなる部分（プラトー圧：p1669）が上昇する波形が典型的なパターンになります（図3C）．

　では，先ほどの症例では何が起きていたのでしょうか？ グラフィックを確認すると，プラトー圧が高く，コンプライアンスが低下した状態です．コンプライアンス低下の原因としては，胸水や肺水腫，気胸などが考えられます．この先の鑑別には，聴診やエコーや胸部X線やCTなどが必要となります．

3　代表的なグラフィック異常

　人工呼吸器グラフィックの判読では，**① レジスタンスとコンプライアンスについて評価すること**，**② 代表的なグラフィック異常を検出すること**，が重要です．ここからは，検出すべき代表的なグラフィック異常について列挙してみたいと思います．

1) 分泌物・結露（図4）

　回路の結露の場合は，水滴の振動を手で感じとることができるので，人工呼吸器の回路を触るとすぐにわかります．振動しているような波形となります．また，分泌物でも結露

と同じような波形が出現します．対応方法としては，回路内の水を捨てるか，分泌物の吸
引が必要です．

2) ミストリガー（図5）

 ここがポイント

   グラフィックばかりを見ずに患者の観察を忘れない！

　トリガーとは自発呼吸開始のスイッチのことです．ミストリガーは，患者の吸気努力が
弱い，もしくは設定しているトリガーの閾値が高すぎる（鈍すぎる）ことが原因で，患者
の吸気努力が見逃されてしまい，送気がされないことを指します（図5➡）．ミストリガー
に気が付くためには，グラフィックを観察しつつ，胸郭をじかにさわり呼吸運動の確認を
行うことが重要です．ミストリガーに気が付いたときには，患者の吸気努力を感知できる
までトリガーの数値を下げる（鋭敏にする）必要があります．図5では例としてPCVを提
示していますが，ミストリガーはVCVでも出現します．

3) 換気量不足（図6）

　換気量不足の場合，患者が「もっと吸いたい！」と感じて努力呼吸をします．しかし
VCVでは流量が決まっており，それ以上の流量で呼吸をすることはできません．そのため，

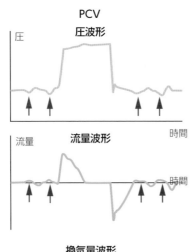

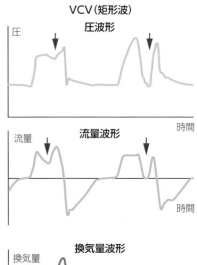

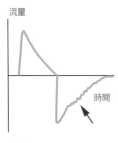

図4 分泌物・結露

図5 ミストリガー

図6 換気量不足

吸気努力が設定した流量を超えると，このようにＭ字型の波形になります〔供給流量よりも吸気努力の方が強く，相対的に陰圧となる（図6➡）〕．一方，PCVの場合は，流量の設定はなく，圧と吸気時間の設定だけであるため，VCVよりは吸気努力に反応することができます．そのため，**換気量不足は，VCVで出現しやすい**とされます．対処方法としては，**流量を上げる（吸気時間が早くなる），1回換気量を増やす，またはモードをPCVに変更する**等があげられます．

4）プラトー圧高値（図7）

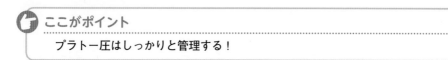

👆 **ここがポイント**

> プラトー圧はしっかりと管理する！

　プラトー圧とは，吸い終わりの最も肺が大きくなったときの肺胞内圧を示します．プラトーは英語で高原という意味で，グラフィックでも高原のように（そんなに広くはないですが）平らな部分になります．プラトー圧が30 cmH$_2$Oを超えると，圧傷害の危険性が高くなり，死亡率が増加すると言われています．図7はVCVとPCVのプラトー圧が高い場合のグラフィックです．PCVでは，流量波形が基線の0に戻っていれば，最高気道内圧＝プラトー圧になります．対処方法は，コンプライアンスが変化する理由がさまざまですが，

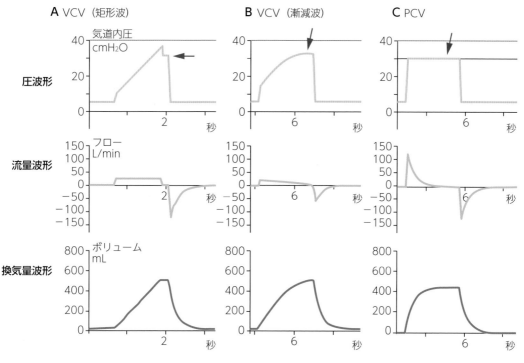

図7　コンプライアンス低下時（プラトー圧高値➡）の変化

1回換気量を低下させる（例えば，8 mL/kg→6 mL/kg）ことによりプラトー圧を下げることができます．

4 人工呼吸器異常グラフィック一覧

表に示します（後述，p.1672）．

おわりに

グラフィックはとっつきにくいかもしれませんが，患者の身体の中で何が起きているのかヒントをもらえます．明日からでも，ベッドサイドに行ったら患者の胸郭の動きとグラフィックをまじまじと見てみましょう．

【コラム】
① PCVでのレジスタンス

本文では，わかりやすいVCV（矩形波）での例をあげてみました．では，PCVのときには，どのような変化をするのでしょうか？ 図8を見てください．この図は吸気時間の変更を加えずにレジスタンスが正常と上昇を比較したものです．PCVの場合は決められた圧を肺に与えるので，圧波形に大きな変化はみられません．問題は流量波形になります．気道が細くなるので，圧が変化しなければ，吸気も呼気でも空気が気道を通るスピードは遅くなります．したがって，呼気・吸気の山は小さくなり，1回換気量は減少します．ただし，吸気時間を長く設定している場合は時間をかけると肺は膨らむので，絶対に1回換気量が減少するとは言えないときもあります．

② チェーンストークス呼吸出現時のグラフィック

また，知っておくと驚かずに対応を考えることができるという点でチェーンストークス呼吸も説明しておきます．チェーンストークス呼吸とは，小さい呼吸から徐々に大きい呼吸へと変化し，その後徐々に減少し，10～20秒程度，無呼吸となります．この周期をくり返します．脳疾患（脳出血・梗塞）や慢性心不全患者にもみられます．中枢神経系が障害されたり，呼吸中枢の感受性が低下することが原因とされています．チェーンストークス呼吸が発生すると，図9のような波形になります．予備知識がないと，何が起きたのか？ と不安になりますが，この図を1回見ておけば，すぐに気がつくことができます．

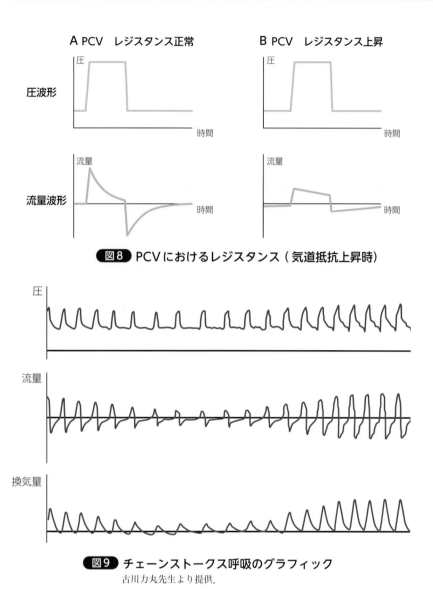

A PCV　レジスタンス正常

B PCV　レジスタンス上昇

圧波形

流量波形

図8 PCVにおけるレジスタンス（気道抵抗上昇時）

圧

流量

換気量

図9 チェーンストークス呼吸のグラフィック
古川力丸先生より提供.

■ 文 献

1）Branson RD, et al：Asynchrony and dyspnea. Respir Care, 58：973-989, 2013（PMID：23709195）

■ 参考文献・もっと学びたい人のために

1）「世界でいちばん愉快に人工呼吸管理がわかる本」（古川力丸／著），メディカ出版，2013

2）「Dr.竜馬の病態で考える人工呼吸管理」（田中竜馬／著），羊土社，2014

3）「人工呼吸管理に強くなる」（讃井將満，大庭祐二／編），羊土社，2011

4）岡崎智哉，則末泰博：患者−人工呼吸器間の非同調. INTENSIVIST, 10：525-534, 2018

波形	原因	対処方法
圧 VCV 圧波形（矩形波）	**気道抵抗上昇パターン** 痰の貯留，気管支攣縮，気管チューブの内腔が狭い，閉塞，噛まれている	・喀痰吸引（気管支鏡含む） ・気管支拡張薬の投与 ・気管チューブの入れ替え
圧 VCV 圧波形（矩形波）	**コンプライアンス低下パターン** ・胸水・無気肺・気胸（片肺挿管）・肺炎 ・肥満・妊婦 ・ARDS ・胸部の熱傷	疑わしい疾患への対処
流量 流量波形	**分泌物・結露** 分泌物や結露により生じた水分が，吸気や呼気で震えて生じる．気道内も同じ原理	人工呼吸器の回路を触れて確認．回路に振動を感じた場合は，結露．水を排除する．回路内に水がなければ，患者の問題．喀痰吸引
圧 流量 PCV 圧波形 & 流量波形	**ミストリガー** ・患者の吸気努力が弱い ・トリガーが高く，患者にとって重い	トリガーの数値を下げる
圧 流量 VCV 圧波形 & 流量波形	**換気量不足** ・吸気の時点で波形が凹んでM字に見えるのが特徴 ・患者の吸気努力に人工呼吸器の送気がついてきていないのが原因	流量を上げる（吸気時間が早くなる），1回換気量を増やす，またはモードをPCVに変更する

Profile

菅　広信（Hironobu Suga）

秋田大学医学部附属病院 集中治療室1兼キャリア支援室副看護師長 集中ケア認定看護師
COVID-19のために，さまざまな企業が協力体制を表明しているのが素晴らしいと思っています．メルセデス・ベンツのCPAP，ランボルギーニのマスク，Appleのフェイスシールド…使わないのですむのが一番ですね．

モニター心電図の使いこなし方

モニター心電図を武器にする

深町大介

> ① モニター心電図はⅡ誘導でチェックする
> ② 不整脈の判読手順を押さえておく
> ③ モニター心電図は，不整脈，脈の異常，波形の変化のチェックや，重症患者の入院時に導入を検討する

はじめに

　モニター心電図とは臨床上，非常に重要な医療器具であり，外科，内科病棟，手術室，救急外来，救命センターなど，どこの病棟，外来でも使われています．私が研修医のころは，12誘導心電図がわかっていればモニター心電図をあえて学ばなくてもいいのでは？などと思っていました．しかしそんなことは全くありません！患者の命を救うために監視役をしてくれているのがモニター心電図です．

　私もモニター心電図をつけていたことで，さまざまな臨床での急変時を幾度となく安全に乗り越えることができました．すなわち医者にとって緊急事態の予測，発見，振り返りを可能にしてくれるものすごい武器なのです．だからこそモニター心電図をしっかりと把握し，武器として臨床で使いまくる必要があります．

　看護師から入院時や救急外来対応時に『モニター心電図を患者さんにつけますか？』と必ずといってよいほど聞かれると思います．そのときにつけるべきなのか？つけなくてもよいのか？を判断するためには，モニター心電図で何を察知したいかを理解していなくてはなりません．患者さんの状態変化や急変時などのときに何が起こったのか？の重要な手助けになるのがモニター心電図なのです．

研修医としてしっかりとした意思で「この患者さんにはモニター心電図が必要だ！」と言い切れるようになりましょう．

1 モニター心電図の基本を押さえる！

1) 心電図波形と正常値

モニター心電図での正常値は以下となります．

P波	：幅→0.06〜0.10秒	高さ→0.25 mV
QRS波	：幅→0.06〜0.10秒	高さ→誘導部位によって異なる
T波	：幅→0.10〜0.25秒	高さ→0.5 mV（四肢誘導），1.0 mV（胸部誘導）
PQ時間	：幅→0.12〜0.20秒	
QT時間	：幅→0.30〜0.45秒	

モニターだけをみて心拍数を数える方法を示します．

まず小さいマス目は0.04秒．これが5つの大きいマス目は0.2秒です．大きいマス目が5つで1秒．大きいマス目5つごとにQRS波が1つ現れるなら心拍数60回/分となり，大きいマス目1つにQRS波が1つ現れるとしたら，60×5＝300回/分となります．

300回/分÷（QRS波の間の大きいマス目の数）＝心拍数

図1はQRS波の間に大きいマス目が6マスあるので，

心拍数＝300÷6＝50回/分となります．

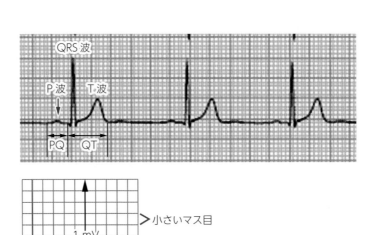

図1 正常な心電図とマス目の意味

2) モニター心電図ではⅡ誘導を見る

モニター心電図では，大抵，Ⅰ～Ⅲ誘導の3つの肢誘導をモニターします．Ⅰ～Ⅲ誘導では，それぞれプラスの電極からマイナスの電極を見るように心臓を捉えています（図2）．

> Ⅰ誘導→黄から赤を見る．心臓側壁を見るための誘導
> Ⅱ誘導→緑から赤を見る．心尖部を見るための誘導
> Ⅲ誘導→緑から黄を見る．側壁と下壁を見るための誘導

通常使用するモニターはⅡ誘導がベストです．

Ⅱ誘導では心臓を下から見上げている形となり，心房から心室への興奮が迫ってくる感じとなるため，一番見やすい波形が得られます．P波，QRS波はともに上向きで，P波が最も見やすいのも，Ⅱ誘導です（図3）．

以上をふまえ，モニター心電図の判読の手順を表1に示します．8つのチェックポイントを確認しましょう．

2 どの患者にモニター心電図をつけるのか？

どの患者にモニター心電図をつけるか？ これは，モニター心電図で何を把握したいかによって判断します．

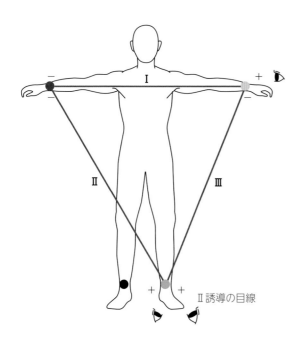

Ⅱ誘導の目線

図2 ● 四肢双極誘導による心電図の捉え方
・プラス側の電極から心臓を見て捉えている．
・マイナスからプラスへ近づいてくる電気の信号が，プラス方向の波形になる．

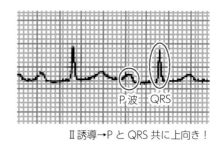

P波　QRS

Ⅱ誘導→P と QRS 共に上向き！

図3 ● Ⅱ誘導でモニターするのがベスト

表1 モニター心電図の判読の手順

1	心拍数	60回/分未満：徐脈 100回/分以上：頻脈
2	PP・RR間隔は一定？	ともに一定でなければ，不整脈
3	P波は正常？	心房負荷（幅：左房，高さ：右房）
4	PQ間隔は正常？	3 mm未満：側副伝導路，異所性刺激 5 mm以上：房室伝導障害
5	QRS波は正常？	異常Q波：心筋梗塞，高R波：心肥大 wideQRS：脚ブロック
6	ST部分の基線は変化？	心筋虚血，心膜炎，再分極異常，低カリウム血症
7	T波は正常？	増高：高カリウム血症，超急性期心筋梗塞，心膜炎 陰性：狭心症，心筋梗塞，心筋障害
8	QT時間は？	延長：低カリウム血症，低カルシウム血症，QT延長症候群 短縮：高カルシウム血症，ジギタリス効果　など

- ・不整脈の有無を把握したい！
- ・脈拍の動向を把握したい！
- ・波形の変化を把握したい！
- ・重症患者の入院時に急な変化に備えたい！

このようなときにモニター心電図をつけるかどうか考えます．

患者さんの病態を把握し，

・不整脈が出るかもしれない病態ならばつけるべき！

失神，動悸精査，電解質異常（カリウムなど），心筋梗塞や狭心症治療後，不整脈カテーテルアブレーション後，急患で来院されたばかりでまだ多くの状況がわからない場合．

・来院時に脈の異常（頻脈，徐脈）がある場合はつけるべき！

それは徐脈がさらに進行するかもしれないし，頻脈や徐脈がつづくと心負担が増えて心不全になりえます．また，循環器の治療で一時ペーシングなどを留置した場合，しっかりとその一時ペーシングが作動しているかを確認する必要があります．

・波形に変化が起こりうる病態にはつけるべき！

胸痛の経過観察入院などのときは心電図にてST上昇などが起きる可能性があるため，モニター心電図をつける必要があります．

・自分が対応している患者が重症だと考えたならば，さまざまな変化が起こり得るため，モニター心電図はつける必要があります

その後の治療経過で状態が安定し，診療チームで改善傾向との判断後にモニターをoffすることがベスト．

表2 不整脈の種類と治療

不整脈	治療
洞性徐脈	ペーシング，陽性変時薬（イソプロテレノール，ドパミン，ドブタミン）
洞性頻脈	原因検索（脱水など），β遮断薬（エスモロール，ランジオロール）
上室性期外収縮	経過観察，ジゴキシン，プロカインアミド，β遮断薬，ベラパミル，マグネシウム
心室性期外収縮	カリウム補正，心房オーバードライブペーシング，リドカイン，プロカインアミド
心房粗動	電気的除細動，心房オーバードライブペーシング
心房細動	電気的除細動，薬物的除細動（アミオダロン，ソタロール，プロカインアミド，ジソピラミド，フレカイニド，ピルジカイニドなど），レートコントロール（ジルチアゼム，β遮断薬，ジゴキシン）
遅い房室接合部調律	ペーシング，陽性変時薬（イソプロテレノール，ドパミン，ドブタミン）
発作性上室性頻拍	心房オーバードライブペーシング，電気的除細動，ATP，カルシウム拮抗薬（ベラパミル，ジルチアゼム），β遮断薬，ジゴキシン
Ⅲ度房室ブロック	ペーシング，イソプロテレノール
心室頻拍，心室細動	電気的除細動，アミオダロン，リドカイン，プロカインアミド

3 不整脈の種類と治療

　　最後に，不整脈の治療一覧をあげます（**表2**）．頭の中に入れておきましょう．

おわりに

　　患者さんにモニターをつけた場合には，つけた責任をもって，毎日しっかり見ましょう！

Profile

深町大介（Daisuke Fukamachi）

日本医科大学医学部 循環器内科 助教，CCU室長
循環器疾患への治療の第一歩としてモニター心電図の評価があります．1回得意になると患者さんの見方が大きく変わりますので，得意になりましょう！

モニター心電図で押さえるべき不整脈

古川力丸，深町大介

① 心電図モニターは，頻脈系と徐脈系に分けて判読する

② 頻脈の場合には循環不全症状と心不全症状に注意する

③ 徐脈の場合にはショック症状とペースメーカー適応の評価を行う

■ はじめに

　　モニター心電図の基本について記した前稿に続いて，本稿では，モニター心電図で判読すべき不整脈，特にドクターコール・上級医コールすべき不整脈に焦点を当ててお話ししてみたいと思います．つまり，早急な対応が必要な不整脈と，そのまま様子を見ていてよい不整脈を見極めることを目的としています．ここでお話しする内容は，あくまで一般論ですが，ドクターコールすべき波形をしっかりと押さえるために，わかりやすさ重視で（比較的）重要度が低いものは（勇気をもって）バッサリと切り捨ててお話ししてみたいと思います．ドクターコールすべき不整脈は，頻脈系と徐脈系に分けて判読します．

1　ドクターコールすべき不整脈（頻脈系）(図1，2)

　　頻脈系の不整脈は，ヤバさ（危険度）でグループ分けします．

① 激ヤバ群　　　：心静止，心室細動，心室頻拍

② 激ヤバ予備群：R on T，ショートラン，多形性PVC

③ ちょいヤバ群：発作性上室性頻拍，頻脈性心房細動，2：1フラッター（心房粗動）

1) 激ヤバ群（図1）

　　波形でいうと，心静止（フラット，asystole），心室細動（VF），心室頻拍（VT）が激ヤ
バ群にあたります．これらは，上級医コールというよりももはやコードブルーです．すで
に急変してしまっていますので，すみやかな蘇生活動が必要となります．

❶ 心静止

　　波形が全くのフラットな状態で，心電図活動が見られません．心静止はあまり判読に困
ることはないでしょう．

❷ 心室細動（VF）

　　大小さまざまな，不規則な，幅広いQRS波が持続していることが特徴です．VFは常に
心停止扱いとなりますので，すみやかに蘇生行為を開始する必要があります．VFは比較的
早期の心停止の徴候であり，除細動により良好な蘇生結果が得られる可能性があります．
迷わずに行動に移せるよう心がけましょう．

❸ 心室頻拍（VT）

　　高さがほぼ同じ，規則正しい，幅広いQRS波が持続しています．VTは，脈が触れる脈
ありVT※と脈が触れない脈なしVTに分かれ，脈なしVTは心停止扱いとなります．
※脈ありVTは②の激ヤバ予備軍では？　という意見もあるかもしれませんが，このグループ分け
　はモニター心電図の判別分類（モニター波形のみでの分類を想定）のため，激ヤバに分類して
　あります．

2) 激ヤバ予備群（図1）

　　このグループは，「いまはまだ大丈夫だけれども，このままだとそのうち激ヤバ群になっ
てしまうかもしれない」可能性が高い不整脈たちです．R on T，ショートラン，多形性
PVCがこれにあたります．激ヤバ予備軍は，PVC（心室性期外収縮）のリスク分類をもと
に作成されています（表：Lown分類）．

❶ R on T

　　ネーミングは知っているけれども，よくわからないという方も多いのではないでしょう

表　心室性期外収縮（PVC）のリスク分類

Lown分類	
グレード0	PVCなし
グレード1	毎分1回未満，または30回／時未満
グレード2	毎分1回以上，または30回／時以上
グレード3	多形性（多源性）のPVC
グレード4a	2連発以上のPVC
グレード4b	3連発以上のPVC
グレード5	R on T型のPVC

か．R on Tとは，VT・VFになるメカニズムのことです．普通のPVCは，P–QRS–Tという通常の心電図波形が終了した後に生じます．これが，P–QRS–Tという一連の心電図波形にかかるように，普通のPVCよりも早めに生じてしまったものをR on Tといいます．「期外収縮のR波が，前の波形のT波にかかってしまった」という意味です．なぜR on Tが重要かというと，期外収縮のR波が前の心電図波形のT波のてっぺん付近にかかってしまうと，もれなくVT・VFになってしまうためです．そのため，VT・VFにはならずにすんだけれども，期外収縮のR波が前の心電図波形のT波にかかっていた場合には，「次のPVCではVF・VTになるかもしれない」と考え，激ヤバ予備群として扱うわけです．

❷ ショートラン

　激ヤバ予備群の次なる波形は，ショートランです．ショートランとは，PVCが連発したけれども，一過性のものでもとの調律に戻った心電図の俗語です．ショートランに明確な定義はなく，書籍により3〜6連発以上とひらきがあります．施設ごとに（あるいは病棟単位で）事前に何連発以上をショートランとして扱うかを決めておくとよいでしょう．先ほどのショートランは無事に調律復帰したけれども，次はそのまま連発が続き（＝心室頻拍）激ヤバ群になってしまうかもしれない…ということで激ヤバ予備群という扱いになります．

❸ 多形性PVC

　通常，PVCが出現する場合には，1種類の同じPVC波形が散発します．これに対し，波形の異なる2種類以上のPVCが混在する場合，種類が増えるごとにR on Tとなるリスクが上がるため，「多形性PVC」として激ヤバ予備群として扱います．ただし，多形性PVCは全医療スタッフにチェックを求めるにはやや難易度が高く，またその危険度も比較的低いため，施設によっては激ヤバ予備群からは外して扱っても構わないと思います．筆者も，ICUでは激ヤバ予備群に入れますが，一般病棟では激ヤバ予備群には入れずに扱うことが多いです．

3）ちょいヤバ群（図2）

　ちょいヤバ群は，放置しても決して激ヤバ群になることはありません．ですが，「このままの状態が続くと，いずれ頻脈のため心不全になってしまうかもしれない」というコンセプトのもと，ちょいヤバ群として扱います．2）激ヤバ予備群は，たとえ上司が外来中でも，主治医が手術や処置中でも至急で連絡をすべきですが，ちょいヤバ群は外来や手術後に再度連絡をする，あるいは言付けをお願いする…くらいのニュアンスの"ヤバさ"になります．心不全になってしまうかもしれないことを懸念しているグループですので，裏を返すと，**すでに心不全症状がある場合にはすみやかな対応が必要**ということになります．

❶ 発作性上室頻拍（PSVT）

　幅の狭いQRS波が規則正しく，早く続いています．P波がないことがPSVTの特徴です（提示した波形では，T波は確認できるものの，P波は確認できません）．PSVTは自然にも

1）激ヤバ群
　① 心静止（asystone）

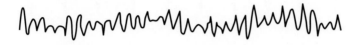

　② 心室細動（VF）

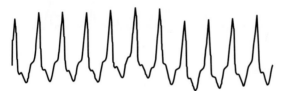

　③ 心室頻拍（VT）

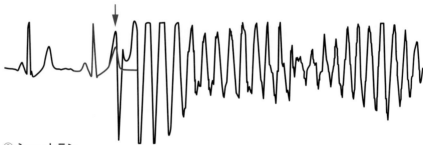

2）激ヤバ予備群
　① R on T
赤波形が本来の洞調律波形．T波（➤）の上に PVC が発生し，VT になっているところ．
PVC が少しでも T 波にかかっていたら危険なサインとして R on T と表現する．

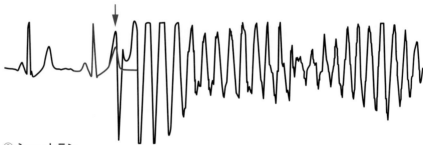

　② ショートラン

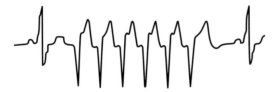

　③ 多形性 PVC：種類の異なる PVC（➤）．

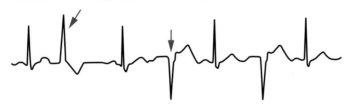

図1　代表的な頻脈系不整脈（激ヤバ群，激ヤバ予備群）

3) ちょいヤバ群

① 発作性上室性頻拍：幅が狭い QRS 波，規則的，P 波は確認できない．

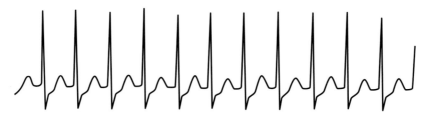

② 頻脈性心房細動：幅が狭い QRS 波，不規則，P 波は確認できない．

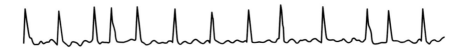

③ 2：1 フラッター（心房粗動）

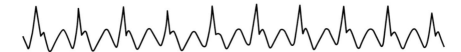

図2 代表的な頻脈系不整脈（ちょいヤバ群）

との調律に復帰することも多いので，心不全症状がなければ，しばらく経過を見ることも可能です．治療はATPの急速静注です（診断的治療）．

❷ 頻脈性心房細動

　ベースラインでP波が確認できず，QRS波が不規則で，QRS幅が狭いことが心房細動の特徴です．心房細動はありふれた不整脈ではありますが，心原性塞栓症と心不全が最大の合併症です．心房細動をもつ患者さんでは，ときに頻脈発作を起こすことがあり注意が必要です．前述のPSVTと比べると，P波が確認できないことは同じですが，頻脈ではあるもののリズムに不整が見られることが最大の特徴です．もともと弁膜症や慢性心不全などの基礎疾患をもつことが多く，PSVTに比べると心不全に進行しやすい波形ともいえます．

❸ 2：1フラッター（心房粗動）

　比較的珍しい不整脈なので，慣れない方は割愛でもよいかもしれません．心房粗動では，のこぎり状のP波（粗動波）が規則正しくベースラインに並びます．通常の心房粗動では，この粗動波に対して4：1程度の割合でQRS波がつながります．これが，2：1あるいはそれ以上の割合になってしまうと，頻拍となり心不全になってしまうというわけです．

2　ドクターコールすべき不整脈（徐脈系）(図3)

　徐脈系不整脈では，徐脈すぎて循環不全（＝ショック）になってしまう場合と，ペースメーカーの適応となる波形を見極めることが重要です．**徐脈によるショック症状は不整脈の種類によらず普遍的に評価，介入すること**が重要です．1回ごとの心拍による血圧は維持されていた場合であっても，徐脈すぎる場合には全身の血流需要に足りず，ショック状態になってしまう場合もあります．徐脈性不整脈では，房室ブロックを中心とした，ペースメーカー適応をしっかりと押さえておくことが重要です．Ⅲ度房室ブロックはペースメーカー適応，Ⅰ度房室ブロックは非適応，Ⅱ度房室ブロックの2種類が適応・非適応に分かれるところがポイントです．

1）洞不全症候群，高度房室ブロック

　まずは，絶対的なペースメーカー適応である，洞不全症候群，高度房室ブロックを押さえましょう．どちらも高度の徐脈であり，一見してペースメーカーが必要であることがわかります．この2つの波形の違いは，ベースラインのP波の出かたにあります．洞不全症候群では，P波はないか，あっても不規則で不安定に出現します（図3①）．P波が出ればQRS波が続くのですが，肝心のP波が不足しているため高度の徐脈になります．高度房室ブロックでは，規則正しくP波が出現しているものの，きちんとQRS波につながっておらず，高度の徐脈になってしまっています（図3②）．どちらの波形でも，補充調律と呼ばれる心室由来の期外収縮が生じる場合もあります．

2）Ⅰ～Ⅲ度房室ブロック

　なかなか難解なのは，Ⅰ度からⅢ度の房室ブロックです．
　Ⅲ度（完全）房室ブロックはP波とQRS波が全く連動していないことが特徴です．提示した波形では，規則正しくP波が出現しているものの，QRS波が連動していません（図3⑥）．定期的に補充調律によるQRS波が出ていますが，P波との連動は認められません．Ⅲ度房室ブロックはペースメーカーの絶対的適応です．Ⅰ度房室ブロックは，P波に引き続き抜けることなくQRS波が常に続きます（図3③）．ただし，P-QRSの連携に遅延が生じていることが特徴です．遅延はあるものの必ずQRS波が続くため，心停止などの危険性はなく，ペースメーカーも不要，モニターでⅠ度房室ブロックを見つけた場合でもドクターコールも不要です．Ⅱ度房室ブロックはペースメーカーの適応とならないWenckebach型と，ペースメーカー適応となるMobizⅡ型があります．どちらも，時折QRS波が抜けることが特徴で（＝Ⅱ度房室ブロック），だんだんとPQ時間が延長し，あるときにQRS波が欠損するのがWenckebach型であり（図3④），予兆なく突然にQRS波が抜けることがあるのがMobizⅡ型です（図3⑤）．Wenckebach型は一度QRS波が抜けると，PQ時間の延長がリセットされ，まただんだんとPQ時間が延長してきます．Wenckebach型では，一度PQ延長がリセットされればかならず元通りに戻る一方，MobizⅡ型ではごくまれで

1) 洞不全症候群, 高度房室ブロック

① 洞不全症候群

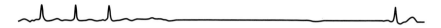

② 高度房室ブロック

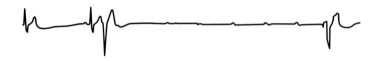

2) 房室ブロック

・I度, Wenckebach 型は, 経過観察で OK
・MobizⅡ型以下は, 緊急性が高い (ペースメーカー適応)

③ I度房室ブロック：PQ 時間が 200 ミリ秒以上

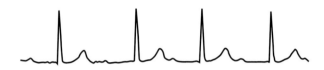

④ Ⅱ度房室ブロック (Wenckebach 型)：PQ 時間が徐々に延長し (→) QRS 波が脱落 (→)

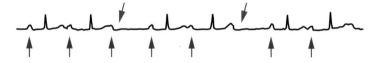

⑤ Ⅱ度房室ブロック (MobizⅡ型)：PQ 時間は同じで (→) QRS 波が脱落 (→)

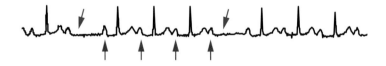

⑥ Ⅲ度房室ブロック：P 波 (→) と QRS 波 (→) がバラバラ

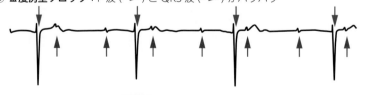

図3 代表的な徐脈系不整脈

すがQRS波が抜け落ちたまま調律復帰しないことがあるためペースメーカーの適応となります．MobizⅡ型はペースメーカーの適応となるため，モニター心電図をしっかりと記録し，必ずドクターコール，上級医コールをする必要があります．Wenckebach型は本来コールの必要はないのですが，見つけたという意思表示も含めて，「Wenckebach型だったので経過観察にしました」とコールすれば十分です．

おわりに

いかがでしょうか．心電図モニターは，頻脈系と徐脈系に分けて判読し，頻脈の場合には循環不全症状と心不全症状に注意し，徐脈ではショック症状とペースメーカー適応について評価を行うとよいでしょう．モニター心電図のみでの判読には限界がありますし，典型的な波形が認められない場合もあります．ここでお示しした危険波形に焦点を当てて見つけ出す，というスタンスが重要です．

Profile

古川力丸 （Rikimaru Kogawa）
弘仁会板倉病院 救急診療部 部長

深町大介 （Daisuke Fukamachi）
日本大学医学部 循環器内科 助教，CCU室長

パルスオキシメータの使いこなし方

石井宣大

① SpO_2 は低酸素血症や酸素療法の指標となる

② 連続的かつ非侵襲的に SpO_2 と脈拍数を測定することが求められる

③ SpO_2 が正しく表示されない原因には，信号が拾えない，装着不良，異常ヘモグロビン，体動などがあげられる

はじめに

　　パルスオキシメータは，指先などにプローブセンサーをとり付け，連続的かつ非侵襲的に経皮的動脈血酸素飽和度（SpO_2）と脈拍数を測定する機器です．呼吸循環のモニタリング機器として1980年代から世界的に急速に普及し，低酸素血症に対する酸素療法や人工呼吸療法の指標として，病院内から在宅領域まで幅広く使用されています．なお，直接，動脈血を採取して計測する酸素飽和度を動脈血酸素飽和度（SaO_2）と呼びます．

1 なぜ指先には動脈・静脈があるのに SpO_2 が測れるのか

　　パルスオキシメータは指先などに赤色光と赤外光の2波長を発光・受光することで，組織を通過した酸化ヘモグロビンと還元ヘモグロビンの吸光度の比率から酸素飽和度を測定します（図1）．この際，脈波を利用して静脈成分や組織成分を除外することで，SpO_2 が測定できます．つまり脈波の拍動がないと SpO_2 は測定できません．

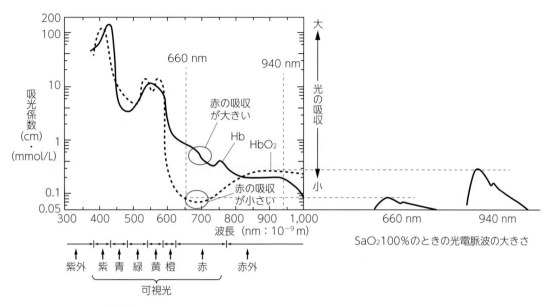

図1 ヘモグロビンと酸化ヘモグロビンの吸光度の違い
Hb と HbO₂ は 660 nm の可視光と 940 nm の赤外光で吸光度は入れ替わる.
文献1より引用.

2 SpO₂の指標とパルスオキシメータの問題点

SpO₂ は, 低酸素血症に対する酸素療法の指標として使用されています. 最近のレビュー・メタアナリシス[2] では, 過剰な酸素投与は死亡率が上昇するため, SpO₂ が 94 〜 96 % を超えるような酸素投与はすべきではないと結論づけています.

1) クリニカルプラクティス・ガイドラインの緊急勧告[3]

クリニカルプラクティス・ガイドラインでは, SpO₂ の指標に関して以下の項目が勧告されています.

- 酸素療法を受けている患者の SpO₂ は 96 % 以下が強く推奨される
- 90 〜 94 % の SpO₂ で管理することは大部分の患者にとって合理的である
- 心筋梗塞や脳卒中患者で SpO₂ が 90 % 以上の場合は酸素療法を行わない
- SpO₂ 88 〜 92 % が推奨されるのは, 高度炭酸ガス呼吸不全の危険がある状態で, 慢性閉塞性肺疾患, 肥満性低換気, 神経筋呼吸疾患, 閉塞性睡眠時無呼吸, 中枢性呼吸減少 (鎮静薬の過剰投与, 脳卒中, 脳炎など) の場合である
- SpO₂ を 100 % に近づけてよい状態は, 一酸化炭素中毒, クラスター頭痛, 鎌状赤血球症, 気胸の場合である

2) パルスオキシメータの問題点

異常ヘモグロビンがあると, SpO₂ は測定誤差を生じるため注意が必要です.

❶ SaO₂とSpO₂の違い

① SaO₂

　動脈血酸素飽和度（SaO₂）は，血液ガス分析装置で測定します．総ヘモグロビン（tHb）は，以下の式から算出できます．

> 総ヘモグロビン＝酸化ヘモグロビン＋還元ヘモグロビン
> 　　　　　＋カルボキシヘモグロビン＋メトヘモグロビン

　またSaO₂は，酸化ヘモグロビン／（酸化ヘモグロビン＋還元ヘモグロビン）の割合（％）で表されます．なおSaO₂は，カルボキシヘモグロビン，メトヘモグロビンの影響を受けません．

② SpO₂

　SpO₂の場合，カルボキシヘモグロビンやメトヘモグロビンは除外できないので，血液中に多く含まれるときは測定値に影響を与えます．またカルボキシヘモグロビンやメトヘモグロビンは，違う吸光度を持つため，2波長の吸光度の比に影響を与えます（図2）[4]．

❷ 酸素供給量は評価できない

　パルスオキシメータは酸素飽和度を測定する機器のため，一般的な低酸素血症は検知できます．しかし，ヘモグロビン量が少ない貧血や低心拍出量から組織に十分な酸素が供給できない低酸素症の場合は酸素飽和度が高く，パルスオキシメータでは評価できないことがあるので注意が必要です．

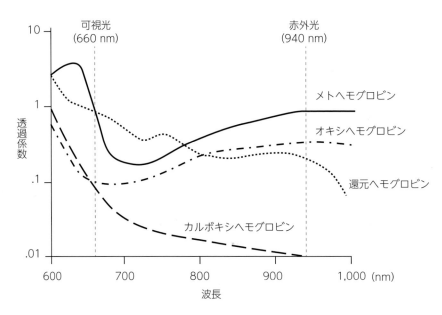

図2　メトヘモグロビンおよびカルボオキシヘモグロビンはそれぞれ吸光度特性をもつ
文献4より引用．

3 パルスオキシメータのアラームの設定

　パルスオキシメータでは，SpO₂の上・下限と脈拍数の上・下限のアラームが設定できます．SpO₂の下限アラームは，目標とするSpO₂下限値を参考に設定します．なお，ICUと一般病棟では重症度も異なるので部署ごとに事前にとり決めておきます．

　SpO₂の上限アラームも，目標とするSpO₂上限値に設定します．特にCOPD（chronicobstructivepulmonarydisease：慢性閉塞性肺疾患）などで酸素化の制限が必要な場合は必ず設定します．また脈拍数の上・下限のアラームの目安は，成人では上限140回/分，下限40回/分として，患者の状態により設定を変更します．

4 SpO₂が正しく表示されない

1）信号が拾えない

❶ 患者の循環動態によるもの

　ショック状態や重症症例では，末梢循環不全となるためSpO₂を活用することができません．検出限界は機種によってさまざまであり，主に平均動脈血圧，脈圧，皮膚温度に影響を受けます．末梢循環不全により脈波を検出しにくい場合は，末梢循環不全の治療や，別の指，足指，耳朶，鼻，額などに装着することで対応します．また末梢循環不全の判断として，最近のパルスオキシメータは，体動の影響などによるシグナルの質や灌流指標（perfusion index：PI）を表示する機器があり，シグナルの検出状態を評価できます．

❷ 医療行為によるもの

　血圧測定時にパルスオキシメータの装着部位側にカフ装着すると，センサー部の拍動がなくなるため，脈波も検出できなくなります．また，動脈圧カテーテル留置側の末梢でのセンサーの装着や，体位・クッションの影響によっても脈波が検出できずに測定不能となります．

　さらに人工心肺装置下の心停止を伴う手術でも，脈波が検出できずに測定不能になります．

2）プローブ装着不良

　センサープローブのずれによって，光が組織を透過せずに直接受光部に到達し，測定値が低くなる現象が発生します．光を照射する側を爪側に，受光部を指腹部側に装着しているか必ず確認しましょう．また，マニキュアや血液が付くとSpO₂値に影響があるため，可能な限りマニキュアや血液は落としてから測定します[5]．特に，緑，青，茶のマニキュアの場合，何もつけていない指と比べてSpO2値への影響が大きいです[5]．

3）異常ヘモグロビン

　カルボキシヘモグロビンやメトヘモグロビンの異常ヘモグロビンが増加する疾患は，パ

ルスオキシメータの測定に影響を与えます．例えば，一酸化炭素中毒ではカルボキシヘモ
グロビンが増加し，SpO_2は過大評価され測定値は上がります[6]．

またメトヘモグロビンは，NO吸入療法や急性薬物中毒，遺伝性疾患で増加することが
あり，メトヘモグロビンが20％以上に増加した状態ではSpO_2が一定の値（85％）を示し
ます[7]．

4）体動

センサー装着部と皮膚のずれによってノイズが発生します．シバリングなど低い周波数
の振動は影響を受けやすいですが，測定時間を延長することでノイズの影響を抑えること
ができます．ただし，平均時間の延長は反応時間が遅くなるため急性期患者には注意が必
要です．

5）静脈拍動

センサー装着部をテープできつく固定すると，静脈拍動が発生し静脈成分を除去できず
に測定値に影響を与える場合があります[8]．

6）光の干渉

パルスオキシメータは，透過光を受光して演算処理を行います．通常の照明であれば，
センサーの遮光処置，演算処理などにより影響を受けませんが，無影灯や処置灯といった
強い光や蛍光灯に近づけることで影響を受ける場合があります．ガーゼなどで装着部位を
遮光すると影響を抑えることができます．

7）色素製剤

メチレンブルー，インジシアニングリーン，インジゴカルミンなどの色素製剤を治療で
使用すると，赤色光を吸光し測定値が低くなります[9]．通常，使用開始から30分〜1時間
程度で影響はなくなります．

5 パルスオキシメータ　アラーム対応一覧表（表）

ピットフォール事例1

51歳男性．意識障害で同僚に連れられて来院した．倉庫でエンジン式草刈機の整備中に倒れ
ているのを発見された．そのとき草刈機は作動していて，倉庫内のほかのスタッフも頭痛や悪心
の症状を訴えていた．意識レベルはJCSⅡ-10．体温36.6℃．脈拍数90回/分，整．血圧
149/79 mmHg．呼吸数24回/分．SpO_2 97％（room air）．顔色は紅潮している．心音，呼
吸音に異常を認めない．腹部は平坦，軟，肝・脾を触知しない．四肢の筋緊張は低下している．

このような症例で，行うべき処置は何でしょうか？ まずはリザーバマスクやバッグバルブマ
スクを用いて，可能な限り酸素を供給します．SpO_2は100％であっても，血液ガス分析装置

でカルボキシヘモグロビンを測定して判断するまでは，酸素療法を継続します[10].

　本症例は，倒れたときの状況から一酸化炭素中毒が疑われます．SpO2値は正常ですが，一酸化炭素中毒ではカルボキシヘモグロビンと酸素化ヘモグロビンが同じ吸光度のために，SpO2モニターは両者を区別できず，SpO2は高値を示します．一方，組織への酸素供給は，カルボキシヘモグロビンの増加から酸素化ヘモグロビンは減少し低下します．また組織の低酸素血症があるにもかかわらず血液ガスのPaO2も正常な場合があります．

ピットフォール事例2

　24歳女性．夜中に下腹部痛が出現し，救急外来を受診した．下痢や嘔吐，悪心はなく，既往歴も特にない．マニキュアが落ちなくてパルスオキシメータが測定できないため，慌てて普段から相談することの多い臨床工学技士に連絡した．

　本症例で患者の爪に塗られていたものは，マニキュアではなくジェルネイルでした．最近は，ジェルネイル（光硬化性樹脂を使用して，UVの照射により硬化させる）が流行していて，除光液はマニキュアを落とすことができても，ジェルネイルの場合はできません．

　ジェルネイルを除去するには，① ネイルファイルで削る，② ジェルネイル用リムーバーをコットンに染み込ませて爪を覆う，③ アルミホイルなどで指先を密封して10分ほど置く，という手順が必要で，手間と時間がかかることを覚えておきましょう．

表　パルスオキシメータ　アラーム対応一覧表

アラームの原因	内容	対応
SpO2が測れない SpO2信号消失 脈波検出不能	信号が検出されない状態 ・装着する手が冷たい ・末梢循環が低い状態 ・血圧計のマンシェットをつけた末梢側でセンサーをつけている ・シバリングなど体動がある ・センサーの劣化や故障	・センサーの装着部位を温かい指に変更する．手を温める ・ほかの部位（手指，足指，前額部など）にセンサーをつける ・マンシェットと別の腕の末梢で測定する ・センサーを交換する．粘着テープセンサーに変える ・センサーを足指など動きの少ない部位に変える
SpO2上下限	SpO2値の上下限がアラーム設定値を逸脱した状態	・アラーム設定値を変更する ・一時的な低下が多い場合は平均時間設定の変更を検討する
パルスレート上下限	脈拍値がアラーム設定値を逸脱した状態	・アラーム設定値を変更する
バッテリー残量低下	バッテリーの容量が低下した状態 ・電源コードの外れ ・電源コードの断線 ・バッテリーの劣化 ・移送中の容量低下	・電源コードをコンセントに接続する ・電源コードを交換する ・本体を交換する（バッテリーを交換） ・移送中に電源コードを接続する
ケーブル・センサー外れ	ケーブル・センサーが検出できない状態	・ケーブル・センサーを接続する ・ケーブル・センサーを交換する
システムエラー電源が入らない	本体が起動しない	・本体を交換する

おわりに

　病院内から在宅領域まで幅広く使用されるパルスオキシメータですが，重症症例や緊急時に限って測定できないことが多く苦労されていることと思います．

　測定原理やSpO2が使えない状況を理解することで，迅速な対応，安定した測定が可能になります．

文　献

1）鵜川貞二：パルスオキシメータ．医科器械学，74：366-371，2004

2）Chu DK, et al：Mortality and morbidity in acutely ill adults treated with liberal versus conservative oxygen therapy（IOTA）：a systematic review and meta-analysis. Lancet, 391：1693-1705, 2018（PMID：29726345）

3）Siemieniuk RAC, et al：Oxygen therapy for acutely ill medical patients：a clinical practice guideline. BMJ, 363：k4169, 2018（PMID：30355567）

4）Jubran A：Pulse oximetry. Crit Care, 19：272, 2015（PMID：26179876）

5）鵜川貞二：パルスオキシメータの現状および問題点．医科器械学，77：52-59，2007

6）Buckley RG, et al：The pulse oximetry gap in carbon monoxide intoxication. Ann Emerg Med, 24：252-255, 1994（PMID：8037391）

7）Barker SJ, et al：Effects of methemoglobinemia on pulse oximetry and mixed venous oximetry. Anesthesiology, 70：112-117, 1989（PMID：2912291）

8）Mardirossian G & Schneider RE：Limitations of pulse oximetry. Anesth Prog, 39：194-196, 1992（PMID：8250340）

9）Scheller MS, et al：Effects of intravenously administered dyes on pulse oximetry readings. Anesthesiology, 65：550-552, 1986（PMID：3777490）

10）O'Driscoll BR, et al：BTS guideline for oxygen use in adults in healthcare and emergency settings. Thorax, 72 Suppl 1：ii1-90, 2017（PMID：28507176）

Profile

石井宣大（Nobuhiro Ishii）
東京慈恵会医科大学 葛飾医療センター 臨床工学部
臨床工学技士，日本臨床工学技士会 呼吸治療専門臨床工学技士取得，同認定医療機器管理臨床工学技士取得，一般社団法人　日本呼吸療法医学会 評議員，公益社団法人　日本臨床工学技士会 総務部呼吸治療業務検討部会 委員長，一般社団法人日本医療安全学会 代議員，一般社団法人日本集中治療医学会 評議員

血圧測定とモニタリング

小松孝行

---

① 血圧のモニタリング方法には，ABPとNIBPがある！

② 数字に踊らされず，血圧がなぜ変化するかを考えよう！

③ アラームには敏感になりつつも，どの血圧がモニタリングされ，
　 どのように設定されているかをよく理解しよう！

■ はじめに

　「先生，血圧が40 mmHgです！」や，「先生，血圧が200 mmHg超えてます！」など血圧にまつわるドクターコールは研修医の先生方にとってドキドキする場面の1つかと思います．血圧は，モニタリング項目の1つとして日々測定されていますが，本稿では重症患者を扱うICUにおいて，なぜ血圧のモニタリングが重要であるかを理解し，適切にドキドキできるようになりましょう．

1 なぜ血圧のモニタリングが必要か？　どこに注目すべきか？

　心拍出量と末梢血管抵抗で規定される血圧ですが（図1），動脈に問題がないという前提で，血圧が保たれることによって全身の臓器・細胞へ血液が届きます．そして「血圧が保たれる」とは，高度な動脈硬化や高齢の場合に血管の自動調整能が低下している例を除き，「臓器血流が保たれるための平均動脈圧（mean atrial pressure：MAP）が $\geqq 65$ mmHgである」ことを意味します．

　また日常診療においてMAPは平均血圧で代用することができることからも，拡張期血圧がいかに重要か分かりますよね？　さらに冠動脈の血流の80％が拡張期に流れるので，そういった意味でも拡張期血圧は重要です．

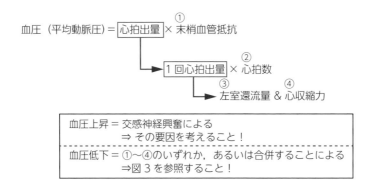

平均動脈圧≒平均血圧＝拡張期血圧＋(収縮期血圧−拡張期血圧)/3

図1 血圧（平均動脈圧）の規定因子と平均血圧

ちなみに，直接測定することが困難な「心収縮時に左心室壁へかかるエネルギー」＝「後負荷」を推定する指標が**収縮期血圧**となります．

> **⌕ ここがポイント**
>
> 血圧の規定因子，上昇・低下の要因はあらかじめ理解しておくこと！

2 血圧のモニタリング方法

血圧のモニタリング方法には「観血的血圧測定法」と「非侵襲的血圧測定法（non-invasive blood pressure：NIBP）」とがあり，前者は動脈カテーテルを留置して測定するため，動脈血圧（Arterial blood pressure：以下ABP）とも呼ばれます．実は歴史としては前者の方が長いのですが，後者のほうが一般的であらゆる日常診療の場面で用いられていると思います．

1）ABP

圧トランスデューサーを用いて，心臓から発せられた大動脈圧を末梢（主に橈骨や大腿動脈）で測定し，**連続波形として表示**します（図2）．そのため当たり前ですが，動脈カテーテルから圧トランスデューサーまで圧がしっかりと伝わっていなければ，きれいな波形は出ません．また基線の位置である**ゼロ点**は一般的に心臓の高さに合わせます．

さて，波形は**末梢からの反射波**の影響を受けるため，本来は二峰性になりますが，反射波の到達時間が短いと一峰性となり**収縮期血圧が上昇**します[1]．患者の手を握ってみるとその変化がよく分かるでしょう．

そして最大の特徴は波形を確認することによって不整脈の存在に気づくことができる点，また呼吸性変動や1回心拍出量変動（stroke volume variation：SVV）などの動的指標

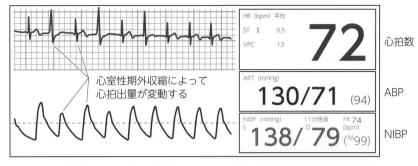

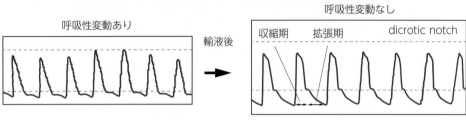

図2 動脈圧波形と輸液による変化

ABP：Arterial blood pressure
NIBP：Non-invasive blood pressure

によって血管内 volume や輸液反応性を**類推**することができる点です[2]．

なお通常存在する dicrotic notch が消失していれば，**血管内 volume の低下**や，**末梢血管抵抗の低下**によって拡張期血圧が低下していることを示唆します．

2）NIBP

Korotkoff 音を利用した聴診法とは異なり，ICU などで利用されている自動血圧計は，**中枢側からの動脈拍動を微小振動として感知した時点での測定カフ圧を収縮期血圧，その振幅が最大となった時点を平均血圧**としたうえで，各製品独自のアルゴリズムによって拡張期血圧が算出されています．

一般的に心臓に最も近い上腕動脈のレベルでカフを巻いて使用されますが，適切なカフ幅は上腕の中央で測定した周径の 40〜50％ とされ，**成人では 13 cm 幅が用いられています**．ABP で問題となる**反射波の影響をほとんど受けず**，より中枢側で測定されている NIBP ですが，**上腕の太さとカフ幅が合わない場合や不整脈がある場合は測定値に誤差**が生じます．

さて，血圧測定の観点からは ABP と NIBP のどちらがよいかは，優劣がつけられません．重要なことはいずれにおいても，「**点ではなく線で捉える**」ことです．ショックの患者を扱うことが多い ICU においては，大量輸液や昇圧薬の効果判定，あるいは Passive leg raising（PLR）test や前述の SVV などの動的指標の確認ができる点で ABP が有用なようにもみえますが，MAP < 65 mmHg における患者の診断と蘇生効果判定においては ABP も NIBP も同等に有用であるとの報告もあるので[3]，**特徴を理解して，上手く使い分けるのがよいで**

しょう.「どのタイミングで何を知りたいのか」がわかっていることが大切となります.

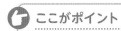 ここがポイント

ABPとNIBPの特徴を理解して，適切に使い分けること！

3 アラームへの対応

　ABP・NIBPともにアラームが鳴るのは「血圧高値」か「血圧低値」のみです．そして，当たり前ですが収縮期血圧，拡張期血圧，あるいは平均動脈圧（平均血圧）のうち，どの血圧がモニタリングされ，上限と下限をどのように設定し，アラームが鳴っているのかを把握する必要があります．特にNIBPとABPに相違がある場合には，腕周囲に見合ったカフ幅であるか，そしてABPのトランスデューサの位置やゼロ点設定が適切か，あるいは動脈圧波形は適切に表示されているか？などの確認が必要となります.

　また使用中である薬剤の薬理作用は必ず確認しなければなりませんが，血圧が上昇・低下するメカニズムは図1，表1の通りですので（高血圧緊急症に関しては，要因がホルモンの問題など含めて多岐にわたるので，詳細は成書を参照ください），それを踏まえたうえでモニタリング機器の限界を知りながら，表2のポイントも参考に対応してください.

　特にショックなどは緊急で対応する必要があるので，日頃から意識しておきましょう.

 ここがポイント

血圧上昇と血圧低下の起きるメカニズムを日頃から考えよう！

 ここがピットフォール

アラームに踊らされることのないように！

表1 4つのショックにおける主要な血行動態変化

	左室還流量	心収縮力	心拍数	末梢血管抵抗
心原性*1	⇨	↓ or ⇧ or ⇨	⬆ or ↓	⇧
循環血漿量減少性	⬇	⇧	⇧	⇧
血液分布異常性	⇩	⇧ or ⇨	⇧	⬇
閉塞性*2	⬇	⇧	⇧	⇧

※ ➡：最初に問題となる変化，⇨：代償の結果生じる変化

* 1　① 心収縮力↓による心拍出量↓⇒心拍数↑＋末梢血管抵抗↑
　　　② 心拍数↓による心拍出量↓⇒心収縮力↑＋末梢血管抵抗↑
　　　③ 頻脈性 不整脈⇒拡張障害による左室還流量↓⇒心拍出量↓⇒末梢血管抵抗↑
* 2　① 肺動脈塞栓症：左室還流量↓
　　　② 緊張性気胸：胸腔内圧↑による右室還流量↓⇒左室還流量↓
　　　③ 心タンポナーデ：右室拡張障害⇒左室還流量↓
　　　　（ただし③は左室拡張障害を伴うので，左室拡張末期圧は上昇する場合あり）

表2 ICUにおける血圧アラーム対応

アラーム	症状	原因	対応
血圧高値アラーム	心拍数低下	Cushing現象	・身体所見の確認 　意識 　呼吸数 　呼吸様式 　瞳孔径 　脳幹反射 　麻痺 　　などの確認 ・原因検索（頭部CT，MRI） ・専門医へ相談 ・適切な降圧
	心拍数不変	昇圧薬・強心薬，常用薬の副作用	減量・中止
		低酸素血症and/or 発熱	・原因検索 ・治療介入
		高血圧緊急症	・降圧薬投与 ・原因検索と介入
		せん妄	・誘発因子の除去 ・薬物介入
		・痛み ・苦痛 ・不安	・原因の除去 ・鎮痛薬，鎮静薬 ・非薬物療法
	心拍数上昇	昇圧薬・強心薬、常用薬の副作用	減量・中止
		低酸素血症and/or 発熱	・原因検索 ・治療介入
		高血圧緊急症	・降圧薬投与 ・原因検索と介入
		せん妄	・誘発因子の除去 ・薬物介入
		・痛み ・苦痛 ・不安	・原因の除去 ・鎮痛薬，鎮静薬 ・非薬物療法
血圧低値アラーム	心拍数低下	鎮静・鎮痛薬、常用薬の副作用	減量・中止
		ショックの合併	・ショックの鑑別 ・治療介入
	心拍数不変	鎮静・鎮痛薬、常用薬の副作用	減量・中止
		ショックの合併	・ショックの鑑別 ・治療介入
	心拍数上昇	鎮静・鎮痛薬、常用薬の副作用	減量・中止
		ショックの合併	・ショックの鑑別 ・治療介入

> **【コラム】ICUでモニタリングをするもう1つの意義**
> ICUでのモニタリングは異常の早期発見につながります．しかし，皆さんはモニタリング機器がなければ病態を想定できない医師にだけはなってはなりません．それまでの治療経過と本人の様子から病態のベクトルを想定し，動脈を触知して脈圧を類推し，そして測定された血圧と答え合わせをする．血圧だけでなく，すべてのモニタリングデバイスはそのように皆さんの診療を補完するように使用するべきです．そうすれば，いつしかICUにいなくても，動脈ラインの波形の推移が目に浮かぶようになるでしょう．**患者から発せられるアラームを感知できるようになることも，ICUにおけるモニタリングを行う意義だと思っています．**

おわりに

　ここまで到達した皆さんは，もう明日から適切なアセスメントのもと，適確にドキドキできますね？ 最終的にはアセスメントから治療介入への反応性を予測し，「きっとこうなっていくだろうという未来へのアラーム」を自ら鳴らせるように，レベルアップしてください．

文　献

1）Chirinos JA & Segers P：Noninvasive evaluation of left ventricular afterload：part 2：arterial pressure-flow and pressure-volume relations in humans. Hypertension, 56：563-570, 2010（PMID：20733088）

2）Hofer CK, et al：Stroke volume and pulse pressure variation for prediction of fluid responsiveness in patients undergoing off-pump coronary artery bypass grafting. Chest, 128：848-854, 2005（PMID：16100177）

3）Lakhal K, et al：Tracking hypotension and dynamic changes in arterial blood pressure with brachial cuff measurements. Anesth Analg, 109：494-501, 2009（PMID：19608825）

参考文献・もっと学びたい人のために

1）「ICUブック 第4版」（稲田英一/監訳），メディカル・サイエンス・インターナショナル，2015
　　↑全般的な身体のメカニズムのことも丁寧に記載されています．1年かけて通読してください．

Profile

小松孝行（Takayuki Komatsu）
順天堂大学医学部附属練馬病院 救急・集中治療科 助教
救急科専門医・集中治療専門医・総合内科専門医・Infection Control Doctor・日本体育協会公認スポーツドクター
経験則ではなく，理論的背景に基づき研ぎ澄ませていくことが研修医2年間で必ず行うべきことです．医学がScienceである以上，理論的に突き詰めることを忘れないでください．

循環モニタリング

川上大裕

① 肺動脈カテーテルでは心拍出量，酸素需給バランス，圧指標がわかる

② 非侵襲的モニターでは心拍出量，酸素需給バランスがわかる

③ モニターの解釈は経時的に，複数のパラメータで総合的に判断する

はじめに

　ICUローテートで怖いもの…何が思い浮かびますか？ 体外循環や人工呼吸器，透析などの機器でしょうか？ 循環モニターも怖くはありませんか？ …Swan-Ganz？ フロートラック®？ 一体どこを見ればいいの？ 違いは？ など，疑問がたくさん浮かぶのではないでしょうか？ ここでは，循環管理の基本を押さえたうえで，何をモニターしているか，異常の場合どう評価し介入するかを学びましょう！

> **症例**
>
> ICUローテート初日．心臓血管外科術後の患者を担当した．看護師から，「先生，CIが下がってきています」と報告を受けた．研修医であるあなたは「どうしよう…」と思った．

1 循環管理の基礎を押さえれば，ICUの循環モニターが理解できる

1）肺動脈カテーテル（PAC）

　PAC（pulmonary artery catheter）でモニターするものは，以下の3つに分けられます．

① 心拍出量（CO）

② 酸素需給バランス（SvO2）

③ 圧指標〔肺動脈圧（PAP），肺動脈楔入圧（PAWP），中心静脈圧（CVP）〕

❶「循環安定？ それともショック？」をとらえる

① 血圧だけじゃなんでダメ？

　重要臓器に血液を流すには灌流圧が必要です．**灌流圧は平均動脈圧（MAP）で規定され**ます．循環を評価する際の「血圧」はMAPを見ます．MAPはポアズイユの法則（オームの法則）から以下の式で表されます．

> MAP＝心拍出量（CO）×全身血管抵抗（SVR）　……①

　循環が不安定＝ショックというのは，組織が低酸素に陥った状態をいいます．灌流圧が低い場合だけでなく，組織に届けた酸素の量に対し，組織で使われる酸素の量が多い場合にも組織で酸素が足りません．酸素供給量DO2と酸素消費量VO2のバランスを**酸素需給バランス**といいます．DO2はヘモグロビンにくっついている酸素の量（Hb，SaO2）とそれを心臓から送り出す量（CO）で規定されます．

> 酸素供給量（DO2）の規定因子＝Hb，SaO2，CO　……②

　①式と②式をみれば，どちらにもCOが含まれていることがわかります．**循環管理においてCOはめちゃくちゃ大事**なのです．PACではCOが持続モニタリングできちゃいます．すばらしい！

　例えば心原性ショックでCOは低下しますが，SVRが代償的に上昇し，血圧は保たれている場合があります（①式）．ただ，COが低いと，酸素供給量DO2は低下し，組織が低酸素に陥っているかもしれませんね（②式）．

 ここがポイント

　　循環は灌流圧維持と酸素需給バランス維持の2つが大事！

　MAPは＞65 mmHgが目安ですが，酸素需給バランスが維持されていることは，どうやってモニターしたらよいでしょうか？

② 酸素需給バランスはどうやってモニターする？

　Forrester分類を学生時代に習いましたね．心係数CI 2.2 L/分/m²と肺動脈楔入圧PAWP 18 mmHgを基準とし，4群に分類するのでしたね．心係数CI＜2.2 L/分/m²だと酸素需給バランスは障害されているといえますか？ 例えば麻酔中は，鎮静薬，筋弛緩薬により酸素消費量VO2は低く抑えられています．このようなケースではCI＜2.2 L/分/m²でも酸素需給バランスはOKということもあります．CIの絶対値ではなく，酸素需給バランスはあくまでDO2とVO2のバランスです．酸素需給バランスを把握するためには全身を循

環してきた血液のなかにどれくらい酸素が残っているかをみます．すなわち肺動脈の酸素飽和度をみればいいのです．これを**混合血酸素飽和度（SvO2）**と呼びます．一般に**SvO2＞65％以上で酸素需給バランスが維持**されていると判断します．SvO2はPAC先端からの血液を血液ガス測定すればわかり，その後PACで持続モニタリングができちゃいます．すばらしい！

組織低酸素に陥り嫌気代謝となると**乳酸値**が上昇し，これも組織低酸素の指標として使えます．そのほかにも，意識の変容，皮膚所見（毛細血管再充満時間：CRT，網状皮斑，冷感），尿量は"3つの窓"と呼ばれており，PACで測定する以外の組織低酸素の所見として重要です（図1）．

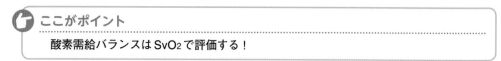

ここがポイント

酸素需給バランスは SvO2 で評価する！

❷「なぜCOが低い？ なぜうっ血している？」心不全の原因をとらえる

心不全管理ではNohria-Stevenson分類を使います．COが低いことによる低灌流所見と，うっ血所見の有無でwarm/cold，dry/wetに分ける分類でした．coldやwetである場合，それがなぜかを考える際にPACの圧解釈の考え方が鍵となります（図2）．この圧解釈は心エコーの解釈にも重要です．また，PACの圧波形も知っておきましょう（図3）．

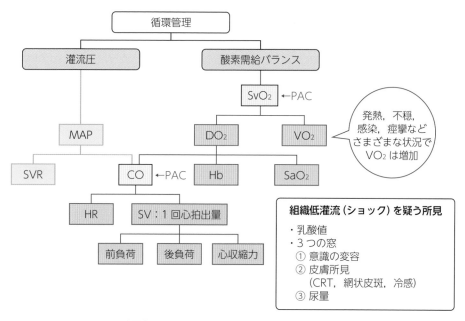

図1 循環管理のポイントとPAC指標

	CVP	PAP	PAWP	CO/CI
volume overload	↑	↑	↑	→
左心不全	↑	↑	↑	↓
肺高血圧症（例：肺塞栓症）	↑	↑	↓	↓
右室不全（例：右室心筋梗塞）	↑	↓	↓	↓
循環血液量減少	↓	↓	↓	↓

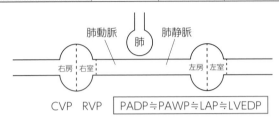

CVP　RVP　　PADP≒PAWP≒LAP≒LVEDP

CVP：中心静脈圧　　　RVP：右室圧
PADP：肺動脈拡張期圧　PAWP：肺動脈楔入圧
LAP：左房圧　　　　　LVEDP：左室拡張末期圧

図2 PACの圧解釈

　表中の赤矢印に着目してほしい．障害部位より右側（手前）の圧が上昇していることがわかる．PACの圧解釈から血行動態のどこに問題があるかを同定できる．
　通常，肺動脈拡張期圧（PADP）は肺動脈楔入圧（PAWP）に近似できる．PAWP測定はPACのバルーンを膨らませ，楔入させないと測定できないが，PADP≒PAWPのため，PAWPはPADPで代替が可能である．
　肺高血圧は，左室拡張末期圧（LVEDP）＝PAWP上昇によるものと肺血管抵抗上昇によるものに分けられる．前者を肺静脈性肺高血圧，後者を肺動脈性肺高血圧と呼ぶ．表中の「肺高血圧症」は肺動脈性肺高血圧症のことを指している．肺動脈性肺高血圧症では，PADP＞PAWP（＞5 mmHgの差）となることがあり注意が必要である．

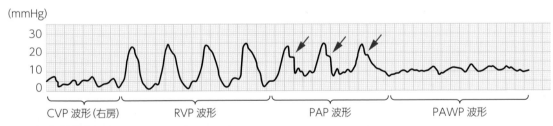

	基準値 (mmHg)
CVP	－1〜7
RVP	15〜25 / 0〜8
PAP	15〜25 / 8〜15
PAWP	6〜12

図3 PACの圧波形

　PACのカテーテル先端で圧を測定する．PAC挿入時，まず上大静脈でCVP波形が得られる．PAC先端が右房から右室に入ったら，右室圧波形に変わる．収縮期圧は15〜25 mmHg，拡張期圧はCVPと同等である．左室内圧波形と同じ形をしている．右室波形はPAC挿入時しか見ることができない．先端が肺動脈に到達すると肺動脈圧波形に変わる．Aライン波形と同じ形で，dicrotic notch（→）が見られる．さらに進めると，PAWP波形に変わる．PAWPは肺動脈拡張気圧（PADP）と同等である．正常値はベースの心機能で変わるものであり，基準値はあくまで参考値．CVPやPAWPの値のイメージはあるだろう．**正常の肺血管抵抗は全身血管抵抗の大体1/6程度である．**覚えるのものではなく，感覚として身につけておきたい．

❸ PACを読むコツ

PACを読む際に気をつけるべきことは以下の2点です.

> ① 1つのパラメータのみを見ない＝総合判断
> ② 1点のみを見ない＝経時的評価

例えばCO (CI) が低い→心収縮力低下→ドブタミン投与などと短絡的に考えないことです. 1つの指標だけでなく, 心拍数, 血圧, PAWP, PAP, CVP, CO, CI, SvO_2のすべてを見て判断します. また, PACから得られない所見, 例えば末梢冷感や自覚症状, 見た目の重症度, 尿量, 乳酸値, エコー所見なども含め総合的に判断します. そして, 1点のみの値で判断するのではなく, これらの値が**経時的にどう変化**しているか, **介入に対してどのように変化**したかをみることも重要です. 例えば, SvO_2低下がリハビリや吸引などによる一時的な変化の場合もあり, このような場合は緊急の介入は不要です.

❹ どんなときにPACを使う?

心疾患の有無にかかわらずハイリスク患者にルーチンにPACを使用することは勧められていません. **血行動態の把握が困難な重症心不全患者**, 特に**肺高血圧, 右心不全**で使用する意義が高いです[1].

2) 非侵襲的モニター

PACよりも非侵襲的なモニターとして, Aラインの圧波形から計算されたCOをモニター可能なフロートラック®や中心静脈カテーテルから上大静脈の酸素飽和度$ScvO_2$をモニターできるプリセップカテーテル®があります. PACで測定できた3つに関して, 非侵襲的モニターでは次のように測定されます.

❶ 心拍出量 (CO) →熱希釈法でなくAライン波形からCO測定

PACの測定に比べ誤差が多いです. Aライン波形がなまったり, ピークがオーバーシュートすると正しい値は出ません. また, 心房細動や大動脈弁閉鎖不全症などでも正しい値が出ない点に注意が必要です.

❷ 酸素需給バランス (SvO_2) →$ScvO_2$として測定

$ScvO_2$はSvO_2と相関しますが, 上半身の酸素需給バランスしか反映していない点に注意が必要です. 中心静脈カテーテルの深さによって冠静脈洞や下大静脈の血液の交わり方が異なり, 値が変わることもあります.

❸ 圧指標〔肺動脈圧 (PAP), 肺動脈楔入圧 (PAWP)〕→測定不能

フロートラック®では, 1回心拍出量の呼吸性変動 (SVV) をモニターできます. 一般にSVV＞13％の場合, 輸液反応性がある (輸液によってCOが上昇) する状態と判断しますが, 以下の場合はSVVを評価に使用できません.

- ・自発呼吸がある
- ・心房細動
- ・1回換気量＜8 mL/kg

　フロートラック®やプリセップカテーテル®は非侵襲を売りとしていますが，測定値がいろいろな影響を受けやすいため値の解釈には注意が必要です．ただ，輸液負荷後や下肢挙上後のCO変化などを見て輸液反応性を評価することもできます．PACまでは必要としない（＝血行動態不明の心不全がない）けれども，COやScvO2をモニターし輸液量を厳密に調整したい敗血症などの症例で使用を検討します．

2 アラーム対応一覧表

　表1にPACのアラーム対応，表2に非侵襲モニターのアラーム対応について示します．

おわりに

　モニターは多くの気づきを与えてくれますが，あくまでツールです．1つの数値の異常に踊らされてはなりません．経時的評価と総合判断が重要です．治すのは，数値でなく患者です．

文　献

1）Chatterjee K：The Swan-Ganz catheters：past, present, and future. A viewpoint. Circulation, 119：147-152, 2009（PMID：19124674）
　↑PACについての総説．PACの適応についてもまとまっています．SwanさんとGanzさんの写真もあります．

参考文献・もっと学びたい人のために

1）「明日のアクションが変わる ICU輸液力の法則」（川上大裕／著），中外医学社，2019

表1 アラーム対応一覧表（PAC）

よくある報告	考え方	評価	対応
共通事項 ① 組織低酸素所見があるか？ 患者を見る！ 患者はsickか？ 自覚症状，3つの窓（意識，皮膚所見，尿量），肺うっ血・体うっ血所見，SvO_2，乳酸値などで総合的に判断する．単一のパラメータで判断しない． ② 心拍数，血圧，PAWP，PAP，CVP，CO，CI，SvO_2のすべての変化を時系列で捉える．単一のパラメータで判断しない．急激な変化か，ゆっくりとした変化か，トレンドも見る． ③ 原因検索も忘れない（例：循環血液量減少→出血？，左室不全→心筋梗塞？，肺高血圧→肺塞栓？ など） ④ 介入後は必ず再評価を行う			
心拍出量			
「CIが低い」	STEP1：組織低酸素所見があるか？ 共通事項①をチェック	SvO_2，乳酸値，身体所見など	組織低酸素所見あるならば緊急！ なければ**STEP5**へ
	STEP2：圧指標を読み，あたりをつける 共通事項②と，次ページ（p1706）の圧指標を読む際の前提条件に注意！	・CVP↑，PAP↑，PAWP↑ ：左室不全パターン ・CVP↑，PAP↑，PAWP↓ ：肺高血圧パターン ・CVP↑，PAP↓，PAWP↓ ：右室不全パターン ・CVP↓，PAP↓，PAWP↓ ：循環血液量減少パターン	
	STEP3：COを構成成分（HR，SV）で分解して病態にせまる		
	HR	徐脈？ 頻脈？	ペーシング？ レートコントロール？
	SV（前負荷，後負荷，心収縮力）		
	左室不全パターン	・左室前負荷：PAWP ・左室後負荷：血圧，SVR* ・心収縮：エコー	・血圧が許せば血管拡張薬（後負荷軽減による心収縮力↑） ・強心薬 ・PAWPはベースの心機能ごとに正常値が異なるため，利尿，輸液負荷の判断は慎重に
	肺高血圧パターン	・前負荷：CVP（右室），PAWP・エコーで右室による左室の圧排がないか（左室） ・右室後負荷：PAP，PVR* ・心収縮：エコー	・右→左へ血液を送るために強心薬（PVRも↓） ・CVP，右室による左室圧排の程度を指標に輸液負荷or利尿を検討 ・PVRを下げる（PaO_2・$PaCO_2$・PEEPの適正化，血管拡張薬，肺高血圧治療薬，NO吸入など）
	右室不全パターン	・前負荷：CVP（右室），PAWP・エコーで右室による左室の圧排がないか（左室） ・心収縮：エコー	・右→左へ血液を送るために強心薬 ・CVP，右室による左室圧排の程度を指標に輸液負荷or利尿を検討
	循環血液量減少パターン	・前負荷：エコー，In/Outバランスのチェック	・輸液負荷
	STEP4：特殊病態を見逃さない → 心タンポナーデ？ 緊張性気胸？	圧指標（CVP上昇し，PAPに近づく），エコー，聴診	ドレナージ
	STEP5：エラー？ 一時的変化？	・三尖弁逆流はないか（過小評価される）？ PAC位置異常？ 機器の故障？ ・鎮静薬フラッシュ直後の一時的変化？ …など	経過観察

＊備考：
SVR（全身血管抵抗）＝(MAP−CVP)/CO × 80（dyne・秒・cm^{-5}）
PVR（肺血管抵抗）＝〔PAPmean（平均肺動脈圧）− PAWP〕/CO × 80（dyne・秒・cm^{-5}）
SVRの正常値 800〜1,200（dyne・秒・cm^{-5}）
PVRの正常値 ＜250（dyne・秒・cm^{-5}）

〈次頁へ続く〉

表1 アラーム対応一覧表（PAC）続き

よくある報告	考え方		評価	対応
共通事項 ① 組織低酸素所見があるか？ 患者を見る！ 患者はsickか？ 自覚症状，3つの窓（意識，皮膚所見，尿量），肺うっ血・体うっ血所見，SvO₂，乳酸値などで総合的に判断する．単一のパラメータで判断しない． ② 心拍数，血圧，PAWP，PAP，CVP，CO，CI，SvO₂のすべての変化を時系列で捉える．単一のパラメータで判断しない．急激な変化か，ゆっくりとした変化か，トレンドも見る． ③ 原因検索も忘れない（例：循環血液量減少→出血？，左室不全→心筋梗塞？，肺高血圧→肺塞栓？ など） ④ 介入後は必ず再評価を行う				
酸素需給バランス				
「SvO₂が低い」	STEP1：組織低酸素所見があるか？ 共通事項①をチェック		乳酸値，身体所見など	組織低酸素所見あるならば緊急！ なければSTEP3へ
	STEP2：酸素需給バランスをDO₂とVO₂に分けて考える			
	DO₂↓			
		CO	CO/CIを確認	COが低ければ「CIが低い」の項へ
		Hb	血液ガス，CBC	輸血を検討
		SaO₂	SpO₂チェック．血液ガスでSaO₂チェック（SvO₂はSaO₂の絶対値分下がる*．例：SaO₂が10下がるとSvO₂も10下がる）	酸素投与．酸素化悪化の原因を考える
		VO₂↑	VO₂が上がる原因がないか？ 例：発熱，不穏，疼痛，体動，感染，シバリング，痙攣など	原因に応じた対応
	STEP3：エラー？ 一時的変化？		・SQI*は？ ・体動，リハビリ，吸引直後の一時的変化？	キャリブレーション，経過観察
「SvO₂が高い」	STEP1：共通事項①をチェック		乳酸値，身体所見など	
	STEP2：状態改善を反映しているか？			
	Yes. DO₂（CO，Hb，SaO₂）↑ or VO₂↓しているか？			状態改善ならよし！
	No. DO₂（CO，Hb，SaO₂）↑ or VO₂↓ではない？			
		左右シャント？（酸素が消費されずに帰ってくる）	透析のシャント，心室中隔穿孔，門脈圧亢進による肝内シャント？	経過観察 or 原疾患への介入
		組織での酸素利用障害？（酸素が消費されずに帰ってくる）	敗血症？	fever workup
		エラー？	・SQI*は？ ・肺動脈の採血時に陰圧をかけすぎてないか？（肺静脈血を吸引してしまう）	キャリブレーション
			・PACの位置が進みすぎてないか？（肺動脈血を測定している）	位置調整
圧指標				
圧指標を読む際の前提条件	① ゼロ点はあっているか？ ② PACで測定する圧はすべて胸腔内で測定している＝胸腔内圧の影響を受ける！ 呼気終末で測定する あてにならないとき（胸腔内圧が高い）→ 例：high PEEP，auto PEEP，痛みをこらえている，呼気努力が強いなど			
「PAPが高い」	共通事項①，②，前提条件をチェック		介入が必要？ → 圧指標解釈	「CIが低い」の項へ
「PA波形が変」	波形チェック（図3） PAWP波形になってないか？ 右室波形になっていないか？ → 肺動脈損傷，肺梗塞，心室性不整脈の危険!!		X線での位置確認	位置調整
「CVPが高い／低い」	共通事項①，②，前提条件をチェック		介入が必要？ → 圧指標解釈	「CIが低い」の項へ

*備考：$SvO_2 = SaO_2 - VO_2 / (1.34 \times Hb \times CO)$
SQI（シグナルクオリティインディケーター）：SvO₂の値の横に4段階で表示されている．値が高いほど信頼性が低い

表2 アラーム対応一覧表（非侵襲モニター）

よくある報告	考え方	評価	対応
共通事項 基本的対応はPACのときと同じ．PACと異なる点は肺動脈圧がわからない（圧指標による解釈ができない）点，絶対値の信頼度が低い点			
心拍出量			
「CIが低い」	圧指標が使えないがPACの場合と同様のステップで考える．絶対値の信頼度は低い → 特に，Aライン波形がなまっている，ピークがオーバーシュートしている，心房細動，大動脈弁閉鎖不全症などの場合．ゼロ点合わせも大切		
酸素需給バランス			
「ScvO$_2$が高い/低い」	PACの場合と同様のステップで考える．上半身の酸素需給バランスのみしか反映していない点，深さにより値が変動する点に注意		
呼吸性変動			
「SVVが高い」	以下の場合，測定値の正確性が乏しい 自発呼吸がある，心房細動， 1回換気量＜8 mL/kgの場合	エコー，In/Outバランスのチェック	COをあげる必要があれば（組織低酸素の徴候，危惧があれば）輸液

Profile

川上大裕（Daisuke Kawakami）

神戸市立医療センター中央市民病院 麻酔科
手術麻酔のできない麻酔科医で実は内科医です．ICUは内科です．主に心臓血管外科術後を診ていましたが，COVID-19対応に追われています．最近はもっぱら，子どもと仮面ライダーを見ることと雑草の研究をすることを癒しとしています．

体外循環管理とモニタリング

上岡晃一

① V-A ECMOでは，右手で酸素化を評価する

② V-V ECMO単独では，SaO_2を100％にできない

③ V-A ECMO，V-V ECMOどちらにも起きる主な合併症として出血，溶血，カテーテル感染がある

はじめに

　ICUでの体外循環管理で多く使用される治療法として，ECMO（extra-corporeal membrane oxygenation：体外式膜型人工肺）といわれる補助循環があります．ECMOの目的は，組織に酸素を機械的に送ることです．適応は，心原性ショック，心停止，薬剤抵抗性の循環不全，重症呼吸不全などとなっていますが，各施設で検討することが必要です．相対的禁忌は，非可逆的脳障害，コントロールできない出血など予後不良が予測される場合です．循環方法としてV-A ECMO（cardiac-ECMO，PCPS），V-V ECMO（respiratory-ECMO）に分けられます．

1 ECMO回路構成・特性

　ECMOの回路構成はV-A，V-Vともに同じで，脱血カニューレ，循環回路，遠心ポンプ，人工肺，送血カニューレとなります（図1）．V-Aは，脱血が静脈，送血が動脈であり，V-Vは脱血が静脈，送血も静脈となります．ポンプ流量は，遠心ポンプ回転数を設定し，つくり出す圧力によって変化しますので，回転数と流量に比例関係がありません．遠心ポンプがつくり出す圧力は非常に高く，回路にかかる圧力は脱血側回路で陰圧，送血側

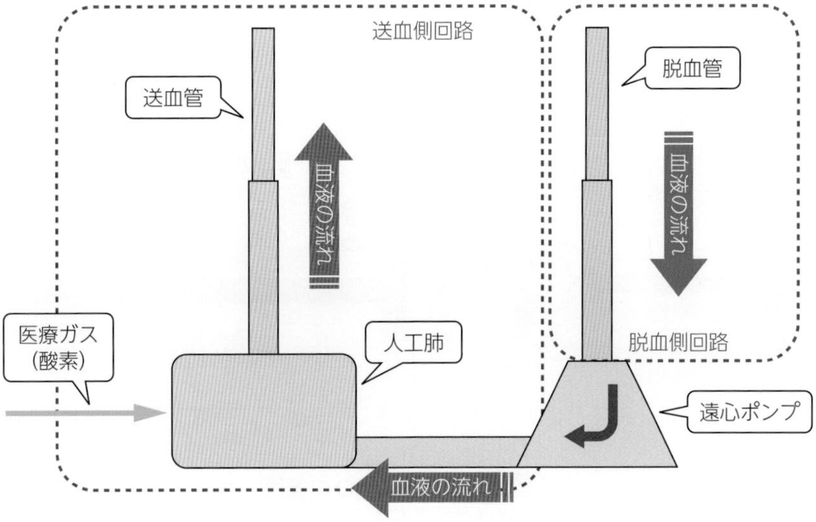

図1 ECMOの回路構成

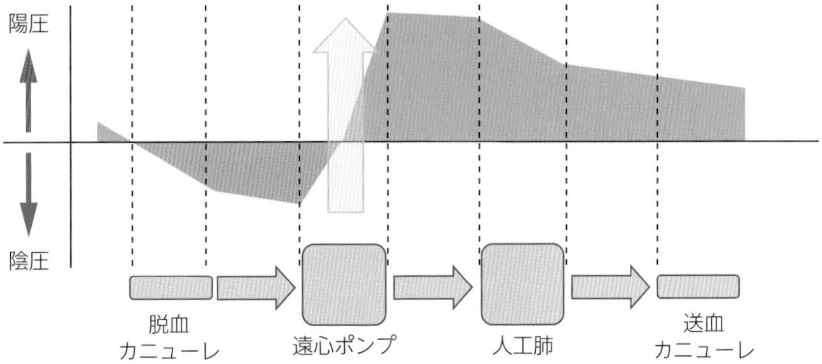

図2 ECMOの回路内圧力

回路で陽圧になります（図2）．そのため，ECMO脱血側回路からの採血，補液等は，エアーを引き込む可能性があるため，原則行わないでください．人工肺には，温度調整できるものがあります．温度調整をするためには，ECMO装置とは別に冷温水槽装置を使用しなければなりません．カニューレには脱血カニューレと送血カニューレがあり，構造が異なるため、専用のものを使用するようにしてください．

2 V-A ECMOの循環とモニタリング・トラブル

V-A ECMOによる循環を理解するためには，自己の心拍出量がどの程度あるか，V-A ECMOの酸素化がどの程度有効かを知る必要があります．V-A ECMOの多くは大腿動脈送血で行われます．よって，V-A ECMO送血部位から一番遠い臓器（心臓）や部位（右橈骨

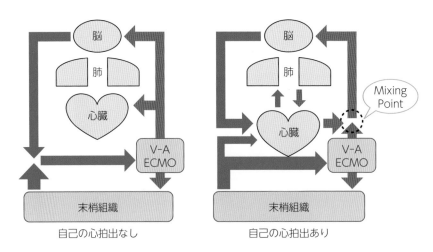

図3 V-A ECMO の循環

自己の心拍出なし　　　　　　　　自己の心拍出あり

動脈）の酸素化を確認すれば，V-A ECMO の循環への影響を評価することができます．さらに，V-A ECMO の循環への影響を簡単に理解するために「自己の心拍出量がない」，「自己の心拍出量がある」場合に分けます．

　一番理解しやすい状況は，「自己の心拍出量がない」場合です．自己心拍出がないため，循環はすべて V-A ECMO にて供給されます．よって，V-A ECMO 送血部位から一番遠い臓器である心臓（冠動脈）にも V-A ECMO により酸素化された血液が循環することとなります（図3）．

　次に「自己の心拍出量がある」場合です．自己心拍出があるため，V-A ECMO の流量によって自己心拍出が循環に影響する範囲が異なります．自己心拍出と ECMO 流量が衝突する場所を mixing point（or mixing zone）といいます．mixing point が弓部大動脈にある場合，右手と左手の SpO_2 が異なる状況も発生します．よって，**SpO_2 モニタリング，血液ガス分析は必ず右手で計測してください**．自己心拍出の酸素化は自己肺で行われるために，人工呼吸器で調整する必要があります．焦らず人工呼吸器設定も確認・調整していくことが重要です．

　V-A ECMO の使用中のトラブルとして一番多いのは，「**脱血不良**」です．脱血不良の原因は，循環血液量の不足であることが多いです．脱血側回路が震える，遠心ポンプ付近で気泡混入の音がする（キャビテーション現象）などの現象が起きます．脱血不良が起こるとポンプ流量が保てず，血圧低下，溶血，血小板減少等が起きますので，回路の確認や輸血など即座に対応する必要があります．

3 V-V ECMO の循環とモニタリング・トラブル

　V-V ECMO による循環を理解するには，単純に生体の循環のみを考えることです．V-V ECMO は，V-A ECMO と違い，直接的に循環に影響を与えないためです．V-V ECMO は，

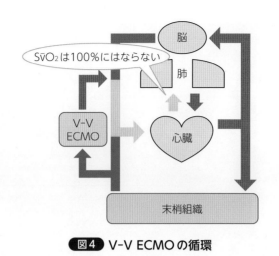

図4 V–V ECMO の循環

混合静脈血酸素飽和度（S$\bar{v}$O$_2$）を上げることを目的としています（図4）．しかし，V–V ECMO では，S$\bar{v}$O$_2$ を 100 ％に上げることはできません．送血脱血部位の関係により，すべての静脈血を脱血できず，すべての血液を V–V ECMO で酸素化することはできないためです．よって，自己肺が全く機能していない場合は，動脈血酸素飽和度（SaO$_2$）100 ％は絶対に実現することができないです．SaO$_2$ を上げるためには，人工呼吸器による設定（自己肺による酸素化），血圧を上げる（心拍出量を上げて V–V ECMO 再循環を低下させる），酸素消費を下げる（シバリングがあれば筋弛緩），V–V ECMO の流量を上げる等の対応をします．V–V ECMO の流量を上げる場合の注意点として，ECMO 流量を心拍出量以上に上げたとしても，V–V ECMO 内の再循環が増加するため患者の酸素化は思うように改善しないことがあげられます．よって，心拍出量を増加させる（特に 1 回拍出量が多くなる）治療介入を行う必要性を常に検討しなければなりません．

4 ECMO 装置側のモニタリング・トラブル

ECMO 装置側の設定は，「遠心ポンプ回転数」，「酸素吹付流量，酸素濃度」，「送血温度」のみです（図5）．モニタリング項目は，「ポンプ流量」，「気泡検知」，「人工肺出口の血液ガス分析」「ACT・APTT 等凝固マーカー」，「脱血圧等の各圧力」等があります．

特に注意する設定として「**遠心ポンプ回転数**」と「**ポンプ流量**」の**関係性**があります．回転数を上げれば，基本的に流量は上昇しますが，完全な比例関係ではありません．回転数の設定を変更していない状態でも，圧力変動により流量は変化してしまいますので注意が必要です．

「**酸素吹付流量，酸素濃度**」は，人工肺での酸素化，換気に影響します．吹付流量は二酸化炭素の排出，酸素濃度は酸素化に影響します．

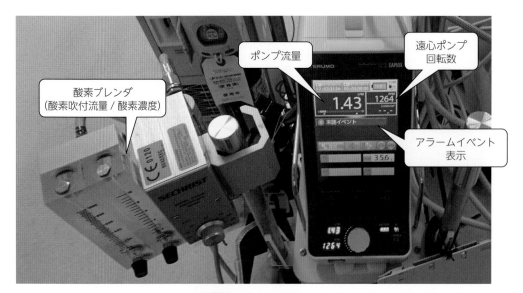

図5 ECMO装置

　「気泡検知」は，体外循環を管理するなかで最も重大はアラームであり，早急な対応が求められます．本当に気泡混入があった場合，体外循環を一時的に停止しなければならないことも考え，緊急時シミュレーションをチームで確認しておく必要があります．

　機械的なモニタリングではありませんが，ある程度長期間管理が行われると人工肺から血漿が漏れてくることがあります．「血漿リーク」という現象で，人工肺の性能が低下している可能性があります．緊急的な回路交換は必要ありませんが，計画的に回路交換を検討する必要もありますので，さらなるデータの悪化がないか継続的に確認してください．

5 ECMO施行中に起こる合併症

　V–A ECMO，V–V ECMOどちらにも起きる主な合併症として「出血」「溶血」「カテーテル感染」があります．

　体外循環を施行する場合，抗凝固薬は絶対に必要な薬剤です．しかし，「出血」の原因にもなります．ECMO回路が抗血栓性コーティングの場合でも，抗凝固薬による管理は必要です．管理目標は，活性化凝固時間（ACT）160〜200秒程度（コーティング回路），活性化部分トロンボプラスチン時間（APTT）60秒程度にします．

　「溶血」は，遠心ポンプがつくり出す過度な陰圧によって，赤血球が破壊される現象です．さらに血小板も減少します．過度な陰圧は，脱血不良が原因でつくられてしまいますので，脱血不良は放置しないことが重要です．

　　ECMOを一度装着すると，送脱血管の入れ替えを簡単に行うことができません．さらには，中心静脈ライン等の入れ替えをする血管部位も検討しなければなりません．よってカテーテル感染が起こってしまうと，非常に難しい管理が行われることになりますので，清潔操作は徹底してください．

6　アラーム対応一覧表（表1〜3）

表1　ECMO側トラブル対応一覧表

トラブル	現象	原因	原因詳細	対応
血液（ポンプ）流量低下	・脱血側回路が震える ・血液流量が安定しない ・脱血圧が低すぎる ・脱血側回路の屈曲	脱血不良	循環血液量減少	輸液，輸血等の投与
			脱血管のトラブル（先当たり，屈曲，凝固等）	脱血管の位置調整 脱血管の確認 脱血管の入れ替え
			脱血側回路の屈曲等	脱血側回路の確認
	・送血側回路の屈曲 ・脱血不良の現象がない ・患者血圧上昇※	送血不良	送血側回路の屈曲等	送血側回路の確認
			送血管のトラブル（先当たり，屈曲，凝固等）	送血管の位置調整 送血管の確認 送血管の入れ替え
			患者血圧の上昇※	必要な血液流量の再検討※ 昇圧薬の再検討※
気泡検知	・回路に気泡がある ・見た目変化なし	センサー部に気泡が通過した	脱血側からの気泡混入の可能性あり	回路内気泡の有無の確認．必要ならば，送血停止，気泡除去
	見た目変化なし	センサーが回路から外れた	回路が変形していると回路とセンサー部に隙間ができる	センサーが回路にしっかり付いているか確認
人工肺の酸素化不良	送血側の血液の色が黒い（鮮やかな赤色でない）	・人工肺に酸素吹付ができていない ・酸素流量計の故障	・酸素チューブの外れ ・酸素配管の未接続	酸素が流れているか確認．必要なら酸素ボンベで一時的に代用する
		人工肺の酸素化の限界	人工肺の酸素加性能限界	患者側酸素消費を下げる．必要ならば人工肺の交換
人工肺から血漿が漏れる	人工肺ガス出口部から血漿が漏れる			必要ならば人工肺の交換

※V-A ECMOの場合．

表2 モニター側アラーム対応一覧表（V-A ECMO の場合）

アラーム	原因	対応
SpO₂ 低下	・ECMO からの酸素化不良 ・人工呼吸の酸素化不良 ・酸素消費量の増加	・ECMO 側のトラブル対応 ・人工呼吸器設定の検討 ・シバリングがあれば筋弛緩
血圧低下	・ECMO 血液 (ポンプ) 流量低下 　(脱血不良，送血不良) ・末梢血管抵抗の低下	・ECMO 側のトラブルを対応 ・血管作動薬の使用

表3 モニター側アラーム対応一覧表（V-V ECMO の場合）

アラーム	原因	対応
SpO₂ 低下	・ECMO からの酸素化不良 ・人工呼吸の酸素化不良 ・酸素消費量の増加	・ECMO 側のトラブル対応 ・人工呼吸器の再設定 ・酸素消費量増加の原因除去
血圧低下	・V-V ECMO の影響は乏しい ・末梢血管抵抗の低下 ・循環血液量の減少	通常の血圧低下に対しての対応 (輸液，血管作動薬等)

おわりに

　ECMOは，重症度が非常に高い患者に使用されるため，きめ細かい全身管理が必要であり，1つのトラブルが重大アクシデントにつながる可能性が高い治療法です．また，一時的な生命維持管理装置なので，装着がゴールではなく，**離脱することをスタート時からイメージする**必要があります．また，ECMO装着患者を安全に管理するためには，医師，看護師，臨床工学技士，その他多くの医療職種の協力が必要となります．さまざまなことをチームで情報共有することが重要です．

Profile

上岡晃一（Koichi Kamioka）
....
東京医科大学病院 臨床工学部 臨床工学技士
専門：集中治療，呼吸療法，補助循環

持続的血液浄化療法とモニタリング

小尾口邦彦

① CHDとCHFを理解してはじめてCHDFを理解できる

② 拡散原理を泥水理論，ろ過原理をところてん理論で理解する

③ 設定と圧を撮影し時系列で比較するとCRRTの圧を理解できるようになる

1 持続的血液浄化療法とは？

　　持続的血液浄化療法においてCHDF（continuous hemodiafiltration：持続的血液透析濾過）の名称が日本では最もポピュラーです．CHD（continuous hemodialysis：血液透析），CHF（continuous hemofiltration：持続的血液濾過）もあり，包括的にCRRT（continuous renal replacement therapy：持続的腎機能代替療法）と呼称します．

1）血液系

　　機器内の血液の流れは複雑に思えますが，以下の順序で一本道を進みます（図1血液系）．

① 血液は，血液ポンプのパワーを使って静脈から脱血されます．**血液ポンプまでは陰圧，血液ポンプを過ぎると体に戻るまですべて陽圧**です．

② 脱血後，すぐ抗凝固薬が注入されます．回路閉塞を防ぐためです．

③ ヘモフィルターを通過する前に圧を測ります．入口圧またはA圧と呼びます．CRRTの黎明期に，動脈から脱血し，動脈圧を動力として血液を流しました．不安定であり廃（すた）れたのですが，脱血側が動脈（atrial）であったので，今もA圧と呼ばれ回路やヘモフィルターにおいて赤表示されます．

④ ヘモフィルターを通過します．ヘモフィルター内には直径0.2 mm（髪よりやや太い程度）の中空糸が10,000本近く収納されます．

⑤ ヘモフィルター通過後の圧を測ります．返血圧・V圧と呼ばれます．CRRT黎明期に静脈（venous）側であったので，V圧と呼ばれ回路やヘモフィルターにおいて青表示されます．

⑥ 体に戻る前に気泡センサーを通過します．血液中にエアーがないかの確認です．

2) 液系（図1 液系）

透析液や，半透膜孔を移動したろ液は血液に比してさらさらです．中空糸内は細くて窮屈ですが，透析液・ろ液が流れる中空糸外スペースはつながっており自由度が高く，トラブルはきわめて少ないです．ろ過圧測定部位は中空糸外スペースにつながっています．ろ過圧＝中空糸外圧です．

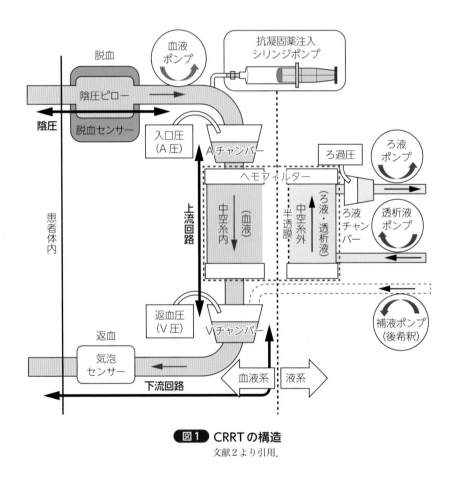

図1 CRRTの構造
文献2より引用．

3) TMP (trans membrane pressure：膜間圧力差，図2)

TMPは中空糸内外の圧力差です．中空糸は半透膜で構成されています．中空糸は孔だらけであるので膜孔が閉塞していなければ，血液が流れる中空糸内と外の圧は同じです（実際には測定部位の影響があり正常値＜20 mmHg程度）．中空糸内の大きな圧が中空糸外に伝わることによります．膜孔が閉塞すると中空糸外に圧が伝わらなくなり，膜の間に圧力差が生じるのでTMPは上昇します．0.2 mm径の中空糸内の圧の測定はできないので，ヘモフィルター上流圧（A圧）と下流圧（V圧）の平均を中空糸内圧とみなします．

TMP＝（A圧＋V圧）/2－中空糸外圧（ろ過圧）です．

4) ヘモフィルターにおける血液浄化

具体例で考える方が理解につながります．主なポンプにおいて，血液ポンプだけ単位がmL/分です．他はmL/時です．血液ポンプ100 mL/分＝6,000 mL/時に変換し考えます．

❶ CHD 設定例（図3）

> 血液ポンプ100 mL/分・透析液ポンプ800 mL/時・ろ液ポンプ800 mL/時．

透析液が一定のスピードで循環し，無理やり血液を引く力が生じていない状況です．透析液ポンプは使われずに，ろ液ポンプがヘモフィルターから800 mLひく形となります．分子量が低い物質は，半透膜をのりこえてヘモフィルター内部全体に広がろうとします（拡散原理）．泥水の例えでイメージをつかんでください．BUN，Crなどは分子量が低くこの移動をします．ただし，分子量1,000を超える物質はほとんど拡散しません．

❷ CHF 設定例（図4）

> 血液ポンプ100 mL/分・ろ液ポンプ800 mL/時・補液ポンプ800 mL/時．

透析液ポンプは使われずに，ろ液ポンプがヘモフィルターから800 mLひく形となりま

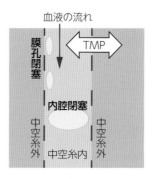

図2 中空糸のトラブルとTMPのイメージ

す．ろ液ポンプが半透膜ごしに無理やり血液を吸引することをイメージしてください．半透膜孔径以下の血液成分が移動します（ろ過原理）．ところてん突きに寒天を入れ，少しだけ押すイメージです．分子量20,000程度の物質まで一律に押し出されます．サイトカインも除去されます．

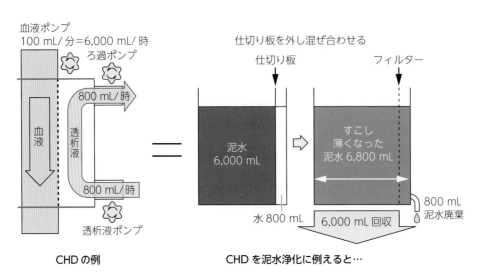

図3 CHDの例と筆者の「泥水理論」
文献1より引用．

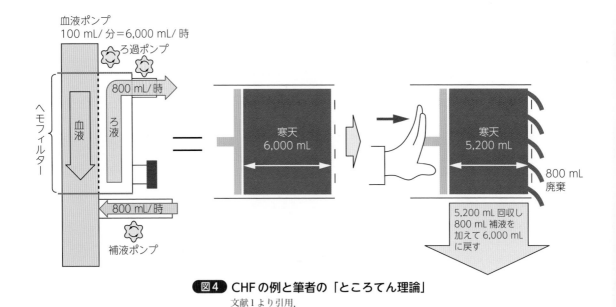

図4 CHFの例と筆者の「ところてん理論」
文献1より引用．

❸ CHDF 設定（図5）

> 血液ポンプ100 mL/分・透析液ポンプ500 mL/時・ろ液ポンプ800 mL/時・補液ポンプ300 mL/時.

　CHDとCHFの合体がCHDFです．図5中のヘモフィルターの透析液をにらんでください．500 mL入れて800 mL抜いています．300 mL無理やり抜いていますよね．これが❷CHFにあてはまります．ろ過原理300 mLです．500 mLの透析液に関しては，❶CHDの拡散原理にあてはまります．BUN，Crなどは拡散原理とろ過原理の両方で移動し，サイトカインはろ過原理のみで移動します．

5）CRRTの圧とアラーム（表）

　多くの成書にCRRTの圧の正常値はありません．施設ごとに，ヘモフィルターの種類・ポンプの設定・回路の長さ・カテーテルの太さなど各パラメーターがそれぞれ違うため，正常値は施設ごとに異なるからです．

　基本的に高圧（脱血圧はマイナス方向に大）が問題となることが多く，高圧アラーム作動を考えます．ろ過圧はTMPを計算するために測定するもので，ろ過圧アラームは重視されないので扱いません．

❶ 脱血圧アラーム

　脱血圧は枕状の袋（ピロー）が陰圧により虚脱するのを感知する方式と，脱血圧を実測する方式があります．アラーム作動時は，脱血不良です．**最も多く作動するアラームです．脱血側のカテーテルの位置異常や折れ・血管内容量不足などが原因です．**

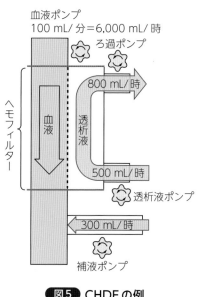

図5 CHDF の例
文献2より引用．

表 CRRTアラーム対応一覧表

脱血圧アラーム	高圧※	脱血不良（血管内容量不足・カテーテル先端位置異常・カテーテル先端の血管壁への接触・脱血側回路閉塞）
	低圧※	脱血側回路の外れ
入口圧アラーム	高圧	Aチャンバー〜ヘモフィルター〜Vチャンバー〜返血側のカテーテル先端までのどこかの閉塞
	低圧	Aチャンバー以後の回路の外れ
返血圧アラーム	高圧	Vチャンバー〜返血側のカテーテル先端までのどこかの閉塞
	低圧	Vチャンバー以後の回路の外れ
TMPアラーム	高圧	中空糸膜孔の閉塞
気泡センサー		返血直前の回路内の空気（エアー）を検出する．気泡センサー以後回路へのエアー混入は検出できない．

※脱血圧は陰圧であり絶対値の高圧と低圧

❷ 入口圧アラーム

　　入口圧はAチャンバー以後の圧です．Aチャンバー〜ヘモフィルター〜Vチャンバー〜返血側のカテーテル先端までのどこが閉塞しても作動します．入口圧アラーム作動⇒**上流回路の閉塞or下流回路の閉塞or両方の閉塞**となります（アラームの設定しだいで，下流回路のみの閉塞であっても，入口圧アラームが先に作動することがあります）．

　　入口圧アラームが作動するとき，入口圧－返血圧 を計算します（$\overset{\mathrm{デルタ}}{\Delta}$Pと呼びます）．$\Delta$Pはヘモフィルター（中空糸）の圧を反映します．**ΔPが高値⇒上流回路**（中空糸内腔，図2）**の閉塞，ΔPが正常値⇒下流回路の閉塞**と考えます．

❸ 返血圧アラーム

　　返血圧はVチャンバー以後の圧です．Vチャンバー〜返血側のカテーテル先端まで（下流回路）のどこが閉塞しても作動します．**回路詰まり**もあれば，カテーテル先端の**血管への壁あたり**もあります．

❹ TMPアラーム

　　中空糸膜孔の多くが閉塞した状態で作動します．

❺ 気泡センサー

　　体外循環において最も怖いトラブルは，回路外れなどによる空気を静脈に押し込むことです．患者体内に戻る直前に気泡センサーがあります．気泡センサーが作動したとき，CRRT機器は自動停止します．

　　ぜひ，スマートフォンでCRRTの設定と圧画面を経時的に撮影してください．時間経過により回路がどのように劣化するかがわかるようになります．

【コラム】CRRTと都市伝説

CHDFに代表されるCRRTは，仕組みが意外に理解されておらず，「都市伝説」が多いです．筆者なりの都市伝説への考えをまとめてみます．

● 都市伝説1：患者のバイタルサインが不安定なのでCRRTを運転することはできません

CHD・CHDF・CHFを問わずCRRTの能力（特に浸透圧を構成する電解質など小分子除去能力）は，慢性腎不全患者に3回/週程度行われるHD（血液透析）やHDF（血液ろ過透析）に比して，きわめて低いです．泥水理論でCRRTの能力の低さについて考えてみましょう．

〈CHD設定例（図3）〉⇒p1717参照　（ここではリットルに換算）

泥水6Lに水0.8Lを混ぜて6.8Lにし，6Lを体に戻す（1時間あたり）．泥水はほぼ泥水のままです．泥水（血液）に対して水（透析液）が少なすぎるからです．

〈HD設定例〉血液流量250 mL/分（＝15 L/分），透析液流量500 mL/分（＝30 L/分）

泥水15Lに水30Lを混ぜて45Lにし，15Lを体に戻す（1時間あたり）．泥水の処理能力がCHD設定例（図3）よりはるかに高いことを直感していただきたいです．維持血液透析はCRRTに比して洗われる泥水の量も洗う水の量もはるかに大きいのです．

よって，CRRTは血清浸透圧への影響がきわめて緩徐であり除水をしない運転であれば，患者のバイタルサインが不安定になることはなく，バイタルサインが不安定な状況でも運転は可能です．

● 都市伝説2：敗血症患者にCHDFを運転開始したところすーっと血圧があがりました．炎症性サイトカインが抜けたからですね．

ろ過原理により，分子量20,000程度までをターゲットにするCHDF，CHFは分子量8,000〜20,000程度の炎症性サイトカイン除去が視野に入ります．炎症性サイトカインの血液浄化による除去が敗血症患者の長期予後改善につながるか？は議論があるビッグテーマですが，本稿では脇に置きます．先に述べたようにCHDF，CHFも含めてCRRTの能力はきわめて低いです．通常用いるCRRT設定で運転したところで炎症性サイトカインの濃度は変わりません．

多くのショック患者の血清HCO_3^-は10〜15 mEq/Lと激減しています．CRRTに用いる透析液（置換液，商品名サブラッド®など）はHCO_3^-を35mEq/L程度含みます．ショック患者におけるCRRT運転は，HCO_3^-の補充と同じです．ショック患者にメイロン®（$NaHCO_3$）を入れると血圧がすーっとあがりますよね．血清pHが補正されるからです（ただし，以前は蘇生状況において気軽にメイロン®を使用しましたが，現在その使用は限定的です）．CHDFの運転で血圧があがるのも，メイロン®のアレと同じと筆者は考えています．

■ 文献・もっと学びたい人のために

1）「こういうことだったのか!! CHDF」（小尾口邦彦/著），中外医学社，2018
　　↑血液浄化療法入門書です．
2）「ER・ICU診療を深める2 リアル血液浄化 Ver.2」（小尾口邦彦/著），中外医学社，2020
　　↑血液浄化療法中級者〜上級者向けです．血液浄化療法への考えは医師や施設により大きく異なります．議論があることは，その背景も含めて解説しています．

Profile

小尾口邦彦（Kunihiko Kooguchi）

京都市立病院 集中治療科

数年前，あるCMのメッセージが筆者の心を捉えました．「例えば，レンガを積んで橋をつくる仕事が，目的を知らずに積むのと，橋をつくると知って積むのとでは出来上がりが違うはずだ」（野村証券テレビCM 夢に力を，力に夢を，赤レンガ篇2016年5月〜放送）

目的を知ってレンガを積む医療者を目指す日々です．

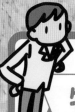

レジデントノート

特集関連バックナンバーのご紹介

2018年7月号 (Vol.20 No.6)

血液ガスを各科でフレンドリーに使いこなす！

得られた値をどう読むか？
病態を掴みとるためのコツを
ベストティーチャーが教えます！

古川力丸, 丹正勝久／編

定価 2,000円＋税
ISBN 978-4-7581-1610-7

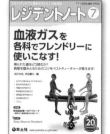

・科別に分かれた内容で，研修医がそれぞれの診療科を回っている時に参照しやすい内容であると感じました．
・症例を通した思考過程がはっきりとわかって，とても読み応えがありました．

2020年3月号 (Vol.21 No.18)

血液浄化療法 1からわかりやすく教えます

研修医が知っておくべき
基本的な原理やしくみ、
CHDFを軸にして理解しよう！

中村謙介／編

定価 2,000円＋税
ISBN 978-4-7581-1640-4

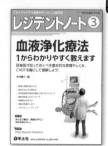

・なんとなく依頼してやってもらっていた血液浄化療法を，理論からわかりやすく説明してあって勉強になりました．
・議論中で意見が分かれるところも，文献を示しながら解説してあり，とても良かったです．

2019年5月号 (Vol.21 No.3)

バイタル・ABC評価をトリアージでも使いこなす！

日常診療から災害までどんな場面でも役立つ、効果的な選別に欠かせない評価のしかたを身につけよう！

古川力丸／編

定価 2,000円＋税
ISBN 978-4-7581-1625-1

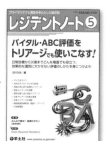

・救急の「ABC」に関して，病態生理も踏まえて解説されておりとても勉強になりました．救急外来で働くうえで最も大事な導入が書かれています．
・実症例を交えて実際にトリアージの練習ができたのは良かったです．

2019年9月号 (Vol.21 No.9)

人工呼吸管理・NPPVの基本、ばっちり教えます

西村匡司／編

定価 2,000円＋税
ISBN 978-4-7581-1631-2

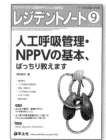

・酸素療法のデバイスの選択方法や初期設定値，グラフィックスの解説があって実践的でした．離脱についてもプロブレム別の記載がわかりやすく理解が進みました．
・設定をどうするか，管理はどのようにするか，まずは基本を学べて良かったです．

特集とあわせてご利用ください！

詳細は www.yodosha.co.jp/rnote/index.html

最新情報もチェック ➡ f residentnote 🐦 @Yodosha_RN

患者を診る 地域を診る まるごと診る

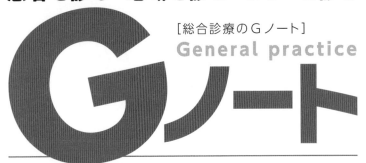

[総合診療のGノート]
General practice
Gノート

■ 隔月刊（偶数月1日発行）　■ B5判
■ 定価（本体 2,800円＋税）
※ 2019年発行号の価格は
本体2,500円（＋税）となります

> 問診の質がグッと上がる！
> エキスパートの小ワザを
> 具体例で解説

2020年8月号 (Vol.7 No.5)　　最新号

ちょっとの工夫で大きく変わる！
問診力UPの
Small Teaching

編集／鋪野紀好

- 患者さんをイメージして映像化する技術
- 患者さんがイメージできるように導く技術
- 問診票から読み解く
- 患者さんの解釈モデルを医学モデルに変換する
- 受療行動にこだわった問診
- 現病歴の OPQRST ～まず発症起点を明確に聴取しよう！
- 身体診察との整合性を意識した問診
- ADL を意識した問診
- 既往歴，薬歴，社会歴を聞き出し診断につなげる問診
- 患者満足度を上げる問診
- 疾患仮説を意識した問診
- 曖昧な症状を呈する患者さんへの問診方法
- 抑うつ患者への問診方法

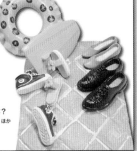

患者を診る 地域を診る まるごと診る

[総合診療のGノート]
General practice
Gノート　2020年 Vol.7 No.5　隔月刊　8　特集　問診

ちょっとの工夫で大きく変わる！
問診力UPの
Small Teaching

編集 鋪野紀好

特別掲載
- 諦めていた "旅行" を叶える
  ～旅行×医療＝旅行医" の挑戦～　伊藤玲哉

連載
- 在宅医療のお役立ちワザ：
  ポータブルX線 [知識編]
- 漢方処方のなぜ：神経症
- 資格取得エピソード：産業医
- 誌上EBM抄読会：
  救急での初期輸液に何を選ぶ？　ほか

羊土社
YODOSHA

次号予告

2020年10月号
(Vol.7 No.7)　テーマ
心不全 × 連携医療 (仮題)
～ハートでつながる心不全診療

編集／大森崇史

Instagramで
ゆるーく編集日記を更新中！
（もちろん雑誌・書籍情報も！）

発行 ⑨羊土社

連載も充実！
総合診療で必要なあらゆるテーマを取り上げています！

忙しい診療のなかで
必要な知識を効率的に
バランスよくアップデートできます！

聞きたい！知りたい！薬の使い分け
日常診療で悩むことの多い治療薬の使い分けについて，専門医や経験豊富な医師が解説します！患者さんへの説明のコツも伝授！

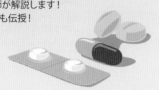

ガイドライン早わかり
（横林賢一，渡邉隆将，齋木啓子／編）
総合診療医が押さえておくべき各種ガイドラインのポイントをコンパクトにお届けします！

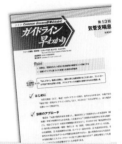

なるほど！使える！在宅医療のお役立ちワザ
在宅医療の現場で役立つツールや，その先生独自の工夫など，明日からの診療に取り入れたくなるお役立ちワザをご紹介！

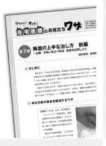

誌上EBM抄読会
診療に活かせる論文の読み方が身につきます！
（南郷栄秀，野口善令／編）
エビデンスを知っているだけでなく，現場での判断にどう活かしていくか，考え方のプロセスをご紹介します．実際のEBM抄読会を誌上体験！

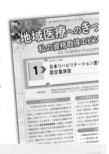

赤ふん坊やの「拝啓 首長さんに会ってきました☆」
〜地域志向アプローチのヒントを探すぶらり旅〜
（井階友貴／執筆）
あなたのまちの首長さんは，地域の医療・健康課題，そして総合診療にどんな思いをもってるの？ 一福井県高浜町のご当地ゆるキャラ「赤ふん坊や」が全国を旅して聞いちゃいます！"地域を診る"ヒントが見つかるかも☆

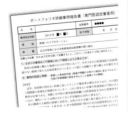

地域医療へのきっぷ
私の資格取得エピソード
プライマリ・ケア医として地域で活動するうえで，頼れるアイテムの一つに資格があります．さまざまな資格がありますが，それぞれが活躍するための切符になります．資格を得て活躍している方のお話を聞いてみましょう！

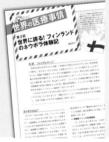

思い出のポートフォリオを紹介します
印象に残ったポートフォリオの実例を難しかった点・工夫した点などにフォーカスしてご紹介いただくコーナー．ポートフォリオ作成・指導のヒントに！

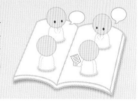

世界の医療事情
海外に滞在経験のある医療従事者の方々に，各国の医療事情に関連する体験を気軽に読めるレポートとしてご紹介いただきます．

2020年 年間定期購読料　国内送料サービス※1

通常号（隔月刊6冊）	定価（本体16,800円+税）	通常号（隔月刊6冊）＋増刊（増刊2冊） 定価（本体26,400円+税）
通常号＋WEB版※2	定価（本体19,800円+税）	通常号＋WEB版※2＋増刊 定価（本体29,400円+税）

※1 海外からのご購読は送料実費となります　※2 WEB版は通常号のみのサービスとなります

詳細は www.yodosha.co.jp/gnote/
最新情報もチェック➡ f gnoteyodosha　@Yodosha_GN　gnote_yodosha

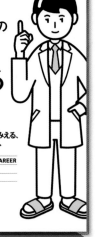

8月上旬発行予定

今，医師の働き方の選択肢が広がっています．医局に所属するだけでなく，市中病院に勤める，会社員になる，起業するなど……この広大なキャリアの海に漕ぎ出す際，羅針盤となるのが本書です！15名の先輩医師の経験談に加え，医師のキャリアプランについても詳しく解説．「医師といえば臨床でしょ」という方はもちろん，結婚・出産に対して不安を抱く女性の方にも，お読みいただきたい一冊です．

特別企画として，3回にわたり本書から一部お届けします．

医師免許取得後の 自分を輝かせる働き方（キャリア）

15のキャリアストーリーからみえる，しなやかな医師人生のヒント

編集／園田 唯 （呼吸器専門医／総合内科専門医／医療事典MEDLEY 監修医師）

■ 定価（本体 2,500 円＋税）　■ A5 判　■ 304 頁
■ ISBN978-4-7581-1879-8

もっと自由に！柔軟に！働き方を選び取ろう

本書の内容

3回にわたり特別掲載！第1回は「Dr. 宮部のキャリアストーリー」です

キャリア
ストーリー
編

Dr. 宮部のキャリアストーリー

一つの市中病院にとどまる
循環器内科医のキャリア

市中病院で**臨床**に携わり続けています

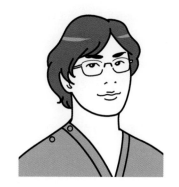

Dr. 宮部 彰   MIYABE Akira

千葉大学医学部医学科卒業。当初は千葉大学医学部付属病院もしくはその関連
施設で研修を行い、専門を決めようと思っていたが、大学の先輩である園田 唯
医師の勧めもあり、河北総合病院に初期研修医として就職。3年間の研修修了
後、循環器内科を選択することを決める。国内において「循環器内科の聖地」
の一つといえる小倉記念病院で半年間修行した後、河北総合病院へ戻る。以降、
同病院で勤務を継続。医局には所属していない。

社会に出ることが不安で
しかなかった学生時代

　私は学生のとき、そもそも何科をめ
ざすのか明確ではありませんでした。
授業を受ければ、膨大な情報を前に
「医師になるにはこれすべて把握しな
いといけないのか」と戸惑いました。
臨床実習を受ければ、実際の医療現場
の大変さ・困難さを目の当たりにし
て、「自分は果たして医師としてやっ
ていけるのか」ととても不安に思った

入学	千葉大学医学部医学科
医師免許取得 初期研修	河北総合病院 ➡循環器内科を選択することを決める
後期研修	河北総合病院 ➡他の医師の勧めで「循環器内科の聖地」の 　一つでの修行を決意
卒後4年目	小倉記念病院 ・半年間勤め、循環器内科のスキルを高める
卒後4年目 現在	河北総合病院

ことを今でも覚えています。また、そういった不安のなかで、例えば「自分には長時間の手
術や繊細な治療をやっていける自信はないな」とか「緊急での呼び出しが多いような科は厳
しいかな」などと考えておりました。それなのに、気づいたら今は循環器内科医として日々
汗を流しています。正直にいうと、学生のときには絶対にならないと思っていた科です。
　この本を読んでいる医学生の方が、もし将来に不安を感じているとしたら、その不安は働
きはじめるまで、もしかしたらその先も完全に消し去ることは困難かもしれません。循環器
内科医としてある程度スキルを確立した私自身も、学生時代とは内容の違いはあるものの、
どのステージでも将来への不安を抱えてきました。

研修医時代の過ごし方

特に、「どの病院で研修医として研鑽を積むとよいのか」という命題は、医学生の方にとって医師キャリアのなかで最初に直面する大きな悩みでしょう。結論からいわせていただくと、**期待した研修を確実に受けられる病院を選ぶことは不可能である**と私は考えています。見学の際には理想的に思えた現場であっても、状況は経時的に変化します。指導医を筆頭とした病院スタッフが変われば、研修の内容は大きく影響を受けてしまいます。変わっていく環境に影響を受けながら、自分のキャリアに関する考えも変わっていくのです。

研修内容が未来の環境に左右され、あまり予測できないのであれば、結局は**どういう研修を送ろうかという自分なりの心構えが最も大切**だと思います。

私が「研修医時代にもう少しこうしたほうがよかったな」と今になって思うことはたくさん浮かんできます。例えば、若い頃の私は耳学問中心でしたので、教科書を精読する癖や論文検索する癖をつけるといった、能動的な学習習慣の獲得という点でもっと努力はできたのかなと思っています。逆に「こうしておいてよかったな」と思える部分をあげると、次の2点です。

①とにかくいろいろなことに首を突っ込むこと
②できるだけ多くの症例のカルテを開くこと

①は急変対応を想像してもらえればわかりやすいと思います。自分の患者さんでなくても、そういった場面に遭遇すれば真っ先にかけつけ、上級医の指示に従い自分ができる範囲で協力する。こうした経験が臨機応変な対応力を培っていくものだと思います。

②は、他の医師はどういった患者さんの情報からどんな疾患を疑い、どういう治療戦略を立てるのか、そしてどんな経過になっているかということを学ぶことができます。ここに文献やガイドラインではどうか、自分だったらどうするのかなどと考察を加えれば、なお自身の糧になることでしょう。もちろん、個人情報保護の観点から、むやみやたらと関係ない患者さんのカルテを開くことは許されません。例えば救急外来での初診対応後の経過など、自分がかかわった患者さんにとどめておくエチケットは必要です。

同じ病院にずっと勤務することのメリット・デメリット

地域や選択する科によっては、医局に入らざるをえないこともあるかもしれません。私は医局には所属せず、都内市中病院でずっと勤務医をしています。2020年現在10年目になりますが、途中、半年間だけ他病院で勤務したものの、それ以外の期間は研修医から現在まで同

じ病院で勤務しています。

半年間だけ勤務した他病院とは、小倉記念病院という、国内では循環器内科における聖地の一つとよんでも差し支えない病院です。小倉記念病院から現在私が勤務している河北総合病院に異動になった医師がおり、その医師の勧めでした。

こうした背景のある私のキャリアをもとに、「1つの病院で勤務し続けるメリット・デメリット」について述べたいと思います。

◆ 経験から感じるメリット

同じ病院で長く勤務することの最大のメリットは、**同世代の医師よりも比較的早く専門の治療を任せてもらえること**です。当然、それまで真っ当に日々の業務を行ってきたことが前提ではありますが、上級医や他のスタッフから信頼を得ることができれば、早い段階から種々の治療を一任されやすくなります。

良くも悪くも医療界は閉鎖的な側面をもつ社会といわざるをえません。キャリアを積み上げた医師であったり、論文などで名前が知られた医師であったり、ある意味「保証」のある人なら話は別ですが、若手から中堅くらいの医師が、最初から専門的な医療を一人で任されるということは一般的にはあまりないことです。まずは人となりや、医師として技量・知識などを評価され、そのうえで信頼を勝ち取ってはじめていろいろな業務を任せてもらえます。ここにはもちろん患者さんからの評価も加わります。同じ病院で勤務し続けるこによって、評価・信頼が積み重なりやすいのです。

また、**何か新しいことをはじめたいと思ったときに、自身が責任者としてその事業を任せてもらいやすい**という側面もあります。自施設にいるのみでは習得できない事業であっても、得た知識・技術を自施設へ戻り還元するという約束のもとであれば、短期間、他の施設へ学びに行くことはほとんどの場合認められるはずです。比較的若い年次で、そういった事業の責任者を任されることは当然プレッシャーがありますが、逆に大きなモチベーションにもなります。

さらに、勝手知る環境なので職場での人間関係を一から構築する必要がないのもメリットといえます。こうした背景は仕事のやりやすさにつながります。

◆ 経験から感じるデメリット

デメリットに関しては、前述の内容と表裏一体といってもいいかもしれません。

比較的若い年次から専門医療に携われるものの、基本的にはその病院での方法論が根底となります。その方法論を成熟させるという意味では恩恵がある一方で、型通りの思考に陥りやすい傾向には気をつけなければなりません。柔軟性をもつためには、日々進歩している新しい知見をキャッチアップしつつ吟味する姿勢が必要です。

また、最新の治験を行っている大病院はもちろん、スタッフの入れ替えが頻繁な施設であ

ればそういった新たな知見や、既知ではないアプローチの方法・知識に触れる機会が多くなりますが、固定メンバーで頑張っている施設の場合は、定期的な情報のアップデートが必要です。「昔から変わらないゴールデンスタンダード」など一握りです。積極的に学会や勉強会などに参加し、自分で情報を仕入れに行かないと、気がつけば時代から取り残されているという恐ろしい事態になりかねません。反対にいろいろな病院を転々として研鑽を積んでいる医師は、専門医療を任される頻度は少ないかもしれませんが、いろいろな病院での方法論を経験してきたぶん、知識・技術の引き出しが多くなるように感じます。

さらに、勝手知る環境でやりやすいというメリットは、その反面、「慣れ」や「甘え」に通じる可能性も含んでいます。外に出ず1つの施設で勤務し続けると、知識・技術が頭打ちになりやすいことに気づいても、日々の業務での疲労などで「慣れ」や「甘え」に流されてしまいやすいものです。そこを奮い立たせ、向上のために積極的に学会や勉強会などに参加するためにはモチベーションが必要ですし、モチベーションを得るには、外部からの刺激を受けつつ、具体的に自分がどういった分野をめざすのか・どういった医師像をめざすのかをイメージすることがポイントになると思います。

◆ 1つの医療機関に居続けた医師の話

私の立場で具体的なキャリアの例をあげさせていただきます。

一般的な循環器内科医と比較すれば、早い段階でカテーテル治療やペースメーカー手術（いずれも卒後3年目で助手、4年目でオペレーター）といった手技を任せてもらえました。おそらく件数も多く経験できましたし、そのぶん、早くから成長することができたと思います。当然、最初は上司に見守っていただきながらでした。そこから件数をこなしていくにつれて徐々に独り立ちできていったという実感がありました。

しかしながら、あくまで自施設内で取り扱っている技術に限ります。勉強会などで他の施設の症例発表を聞くと、自分が目の当たりにしたことがない手技にもよく出くわします。そもそも、施設基準の問題で当院では施行できないような手技もあります。若手の間は自分の医師としての幅を広げるために、学会や勉強会へ参加したり、他の施設の見学に行ったりしていましたが、そろそろ中堅という年代に差し掛かり、ある程度自分が責任をもって治療できる範囲が広がったところで、新たなことを取り入れるモチベーションが低くなってしまった時期がありました。日々の業務はしっかりと行っていたつもりでしたが、今思うとその時期に医師として成長したという感覚はありません。モチベーションが回復したのは、自分のめざす分野が定まったときでした。私の場合は卒後8年目に末梢血管治療領域に精進しようと決意しました。以降、今現在も、その分野に関する学会や勉強会などに積極的に参加しようという意欲が湧き続けています。

1つの施設でずっと勤務していくことの、私が考えるメリット・デメリットは以上の通りで

す。いろいろな施設で経験を積んだ医師の引き出しの多さ・知識のバラエティに感嘆することは正直よくあります。しかしながら、特に循環器内科医としての技術的な部分は、経験を多く積ませてくれる当院だからこそ培えたと思う部分もあります。

　もっと視野を広げてみましょう。どの診療科であっても、どういった修練のしかたを好むかは個人個人で異なってしかるべきですが、デメリットは必ず存在するといっていいでしょう。結局は良い面・悪い面を両睨みにしつつ、**何を第一に考えるか・最も魅力に感じるか**を念頭に自身のキャリアを選択すべきだと思います。

今後の展望

　私は医師としては10年目を迎え、中堅といった立場になっていきます。前述の通り、科のなかでどの分野を専門にやっていくかは決めましたが、だからといってずっと同じ病院で今までと同じように勤務し続けるのかといわれると、どうなるのかはわかりません。そのまま勤務し続ける可能性もあれば、後輩の教育をメインにどこかに転職しようと思うかもしれませんし、開業するかもしれません。ある程度専門的な勉強をした後、心機一転、他の病院で一からチャレンジしたいと思うかもしれません。簡単に思いつくだけで、いろいろな選択肢があります。どうなりたいのかをイメージすることが大切だと思います。

　とはいえ、最初から明確に将来の像を描けている人はごく一部だと思います。明確に将来像を描いたといっても、その道をちゃんとたどっていくことができた人はもっと少ないことでしょう。ただ、あまりに何も考えずに日々の業務をこなすのみでは、一時期の私と同じようにどこかで疲れてしまい、モチベーションを失いかねません。そうなると、日々がつまらないですし、どんどん楽する方向に流れてしまいがちです。

　この本を読んでくれているみなさんには、**自分が何をやりたいのか・どんなことをめざしたいのか**を意識するようにしていただきたいと思います。それは長期的な未来に対しても短期的な未来に対してでもよいのです。

　想像できる範囲の未来の自分を思い描き、モチベーションにする。それが充実したライフワークを送るための私なりの方法論です。

- 1つの病院にとどまり続けるメリットには、同世代の医師よりも比較的早く専門の治療を任せてもらえる、新しい事業でも責任者として任せてもらいやすい、などがある
- 長期的な未来に対しても短期的な未来に対してでもよいから、自分が何をやりたいのか・どんなことをめざしたいのかを意識する

※本稿は単行本「医師免許取得後の 自分を輝かせる働き方（キャリア）」pp.26〜33より転載したものです.

シリーズ：患者さんをよくするための「リハビリオーダー」

前編 リハビリオーダーの基本

大野洋平

● はじめに

　研修医の皆さん，上級医の先生から「患者さんの〇〇さん，バイタル安定しているね．『リハビリ依頼（またはリハビリ処方）※』出しておいて」と言われたことはありますか？ 言われた先生は電子カルテの「リハビリ依頼」というコマンドを探し，よくわからないけど赤い必要項目を埋めて，とりあえず送信！ そうすると翌日以降にPTやOTという職種の人の記録がカルテ上に載るようになったな…こんな経験はないでしょうか？

　リハビリテーション（以下リハビリ）についての卒前教育は十分ではなく，さらに初期研修医の皆さんは主たる疾患の診断や治療に忙しく，リハビリについては正直「なんだかよくわからない」という状態の方が多いのかなと思います（実際私も初期研修および総合診療科での後期研修中はそうでした）．そこでこのシリーズでは2つの症例を元に，「リハビリオーダー」について2回に分けて学んでいきましょう．

※リハビリ科医がいる医療機関では主治医が「リハビリ依頼」をしてリハビリ科医が「リハビリ処方」を行いますが，リハビリ科医がいない医療機関では主治医が直接「リハビリ処方」を行うことが多いです．本シリーズでは「リハビリ依頼」「リハビリ処方」を合わせて「リハビリオーダー」と呼びます．

症例1

　82歳男性．COPD，糖尿病，高血圧があり当院内科外来に通院していた．数日前からの呼吸苦，発熱を主訴に救急外来を受診した．気道感染を契機としたCOPD急性増悪の診断で入院．入院2日目に解熱，4日目には酸素投与量は3 L/分から1 L/分になった．上級医から「リハビリオーダー」を出すよう言われた．
COPD：chronic obstructive pulmonary disease（慢性閉塞性肺疾患）

症例2

　88歳女性．半年前肺炎の診断で他院の内科に入院していた．今回は2日前からの38℃の発熱，咳嗽のため当院を予約外受診した．SpO$_2$ 86％（室内気），胸部X線にて右下肺野に浸潤影を認め肺炎の診断で入院となった．入院3日目，酸素投与不要となった．上級医から「リハビリオーダー」を出すよう言われた．

● リハビリに必要な患者さんの基本情報

　リハビリオーダーを行うには，私たち医師は患者さんについて，ある程度の情報を知る必要があります．「主治医なんだから患者さんのことは知ってるよ！」と言われそうですが，ここでの基本情報とは主たる疾患ではなく，**患者さんの「背景」をさします**．すなわち，その患者さんは日頃どんな家に誰と住んでいて，どのくらい歩けるのか，食事や排泄は自分で行っているのか，あるいは介助してもらっているのか，などです．これらの一部は"ADL（activities of daily livings：日常生活動作）"のなかに含まれる項目です．しかしADLには実は多くの項目があり，忙しい日常診療のなかですべてを聞き出すことは難しいでしょう．そこで，主治医の先生にはぜひ**表1**の項目だけは聴取しリハビリオーダーに記載してほしいと思います．そしてこれらはカルテにも「生活歴」として記載するとよいでしょう．

　前述を踏まえて聴取した，症例1・2の追加情報を記載します．

症例1の続き

　入院前は当院まで徒歩とバスで通院しており，その他ADLはすべて自立していた．自宅は戸建て2階（寝室は2階），80歳の特に持病のない妻と2人暮らしであった．介護保険未申請．本人，妻は自宅退院を希望している．

症例2の続き

　今回の入院前は屋内つたい歩き，屋外は娘が脇を支えて歩行していた．食事は娘がつくる常食を自己摂取していた．自宅はマンション1階（バリアフリー），娘，孫2人と同居している．介護保険は要介護1で週2回デイサービスに通所している．本人，家族は自宅退院を希望している．

表1 ● リハビリ開始にあたり主治医が把握すべき項目

① 住環境	自宅または施設 自宅の場合：階段昇降が必須か
② 家族	誰と同居しているのか，独居の場合誰が様子を見にきてくれるのか
③ 入院前ADL	・移動能力：屋内と屋外それぞれをどのように移動していたのか 　　　　　　「壁を伝ってなんとか数m先のトイレまで歩けていた」 　　　　　　「かかりつけの○○医院まで20分かけて歩けていた」 　　　　　　など具体的な情報があるとなおよい ・食事　　：誰が作ったどんなもの（きざみ食，常食など）をどうやって 　　　　　　（自己摂取または介助摂取）食べていたのか ・排泄　　：トイレで排泄できていたのか，できていなかった場合はどの 　　　　　　ように排泄していたか（ポータブルトイレ・オムツなど）
④ 介護保険	認定介護度（「要支援2」「要介護3」など），申請しているかどうか
⑤ 職業	仕事の内容，通勤手段や所要時間，復職への希望

患者さんの希望，社会的方針

　もう1つ大切なことは，**患者さん側が考えている今後の希望または退院先などの社会的方針**です．リハビリオーダーをする時点では方針は具体的に定まっておらず，「ADLが改善すれば自宅退院，改善しなければ施設など」というケースが多いと思います．しかし本人および家族の希望を聞くことはできるはずです．「この病院を退院したらどうしたいか」は私たちリハビリ科医や療法士も聞きますが，主治医である皆さんがまず意識して患者さん側に尋ねることで，患者さんとの信頼関係につながると思います．

　そして，患者さん側の希望を元にリハビリによる目標を設定しましょう．高血圧の患者さんに降圧薬を処方することで目標血圧へのコントロールをめざすように，主治医の先生は**リハビリを処方することで患者さんにどうなってほしいのかをできるだけ明確にイメージ**してください．そしてどんなリハビリをすれば達成できそうか，もし希望通りの目標達成が難しい場合はどのようにすれば目標に近づけるかを私たちと一緒に考えていただければと思います．よくあげられるリハビリの目標を以下に記載しました．

> ・1人でトイレまで行き用が足せる（排泄が自立する）
> ・近所のスーパーまで杖歩行で往復できる
> ・安全に（誤嚥なく）食事ができる

　ここで1つ注意ですが，患者さんの希望に沿った目標を立てそれに向かってリハビリを進める一方で，**リハビリはリスクを伴う医療行為であることを心に留めてください．**詳しい中止基準などは次回・後編で説明しますが，全身状態が不良であるなどの場合には，リハビリを控える，またはそのリスクについて患者さんから理解を得たうえで行うといったマネジメントが主治医には求められます．

　さて，次の項ではこれらの目標を達成するために必要なリハビリについて学びましょう．

> **★ポイント**
> 　患者さんのADLと希望を把握し，リハビリで何をめざすのかを明確にしましょう．

リハビリの基本情報

　ここでは研修医の先生に知っていただきたいリハビリの情報をまとめました．まず，どんな人にリハビリが必要でしょうか．「高血圧症」という疾患名に対して「降圧薬」が処方できるように，リハビリも適切な疾患名があってはじめて処方することができます．リハビリ

表2 ● リハビリが処方できる主な疾患名

リハビリの種別	疾患名	対象
脳血管疾患等リハビリ	脳梗塞, 脳出血, 脳外傷, 末梢神経障害, Parkinson病など	PT・OT・ST
廃用症候群リハビリ	急性疾患等に伴う安静による廃用症候群 (一定程度以上の基本動作能力などの低下をきたしているもの)	PT・OT・ST
呼吸器リハビリ	肺炎, 肺腫瘍, COPDなど	PT・OT・ST
運動器リハビリ	体幹・上下肢の骨折, 関節の変性疾患など	PT・OT
心大血管疾患リハビリ	急性心筋梗塞, 開心術後, 大血管疾患, 慢性心不全など	PT・OT

文献1, 2を参考に作成.

表3 ● リハビリが処方できない疾患名

症状名	「筋力低下」, 「倦怠感」など
「疑い」病名	「肺癌の疑い」など →確定診断前でもよいので疾患名で記載する. 　ただし癌などで未告知のものについては書類などで疾患名を 　患者さんに見られる可能性があるため注意する
適応のない疾患名	「認知症」, 「糖尿病」など →「糖尿病性神経障害」など適応になる疾患名を検討する

文献2を参考に作成.

が処方できる主な疾患名については**表2**を参照してください. 実際には主治医からの依頼とリハビリスタッフのマンパワーがあれば, 基本的にほとんどの入院患者さんはリハビリを受けることができます. 例えば腎盂腎炎で入院している高齢者にリハビリを依頼したいときは, 「腎盂腎炎という急性疾患に伴う安静によって廃用症候群になり, 基本動作能力が低下した」と診断すれば廃用症候群に対するリハビリが可能となります. ただし, 適切でない疾患名ではリハビリが処方できないため注意が必要です. **表3**を参照してください.

　さて, リハビリ依頼をした後はどのようなことが起こるのでしょうか. リハビリ科医がいる医療機関ではリハビリ科医が依頼を受け, 患者さんを診察します. リハビリ科医は患者さんの全身状態や今後の方針などを確認し, リハビリができる状態にあるかどうか判断します. また, 患者さんの状態に合わせたリハビリの目標, 基本的な方針を立て, リハビリの3部門(理学療法, 作業療法, 言語聴覚療法)のどれが必要かを判断し, 処方します. それを受け, 理学療法士・作業療法士・言語聴覚士が患者さんの元へ派遣されます(**図1A**). リハビリ科医がいない医療機関の場合は主治医が直接リハビリ処方を行い, 療法士が派遣されます(**図1B**).

　療法士は大学などで3～4年間の専門教育を受け国家資格を有する, リハビリのスペシャリストです. 大まかな3部門の役割や人数は**表4**に記載した通りです. 療法士は患者さんに介入する時間が1単位20分間と決められており, 彼らは1日最低20分間患者さんにぴったりと接することになるのです. ただし1日に1人の患者さんに何単位のリハビリを行う

A) リハビリ科医がいる場合

B) リハビリ科医がいない場合

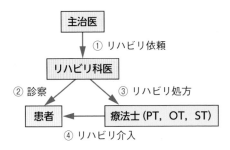
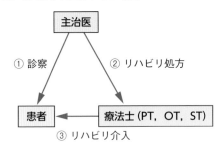

図1 ● リハビリオーダーの流れ

表4 ● 3部門の療法士

理学療法士	PT (physical therapist)	17万2,285人 (2019年)[3]
「手足を動かす」「立つ・座る」「歩く」などの日常生活に必要な基本動作能力の評価・訓練を行う		
作業療法士	OT (occupational therapist)	9万4,241人 (2019年)[4]
食事,排泄,入浴などの応用動作の訓練を行う.また認知機能や高次脳機能(主に言語面以外)の評価・訓練を行う		
言語聴覚士	ST (speech-language-hearing therapist)	3万2,863人 (2019年)[5]
言語障害(うまく話せないなど),音声障害(声が出しづらいなど),嚥下障害(ものを飲み込みづらい)といった障害に対して評価・訓練を行う		

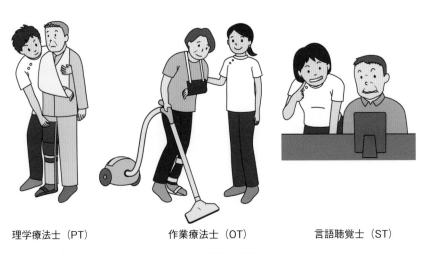

理学療法士 (PT)　　　作業療法士 (OT)　　　言語聴覚士 (ST)

図2 ● 3部門の療法士

かは,病状や医療機関によって異なります.**図2**には3部門の療法士についてイメージしやすいよう,イラストを掲載しました.

　次回は，実際にどの部門を処方すべきか，それぞれの部門ではどのようなことを行っているかなどについて解説します．

引用文献

1）PT-OT-ST.NET：令和2年診療報酬改定リハビリテーション特設サイト
　　https://www.pt-ot-st.net/contents4/medical-treatment-reiwa-2/
2）佐藤健太（編著）：総合診療医でもここまでは書きたい，リハ処方箋記載のポイント．「これが総合診療流！患者中心のリハビリテーション」，Gノート増刊，4：313-323，2017
3）日本理学療法士協会：統計情報
　　http://www.japanpt.or.jp/about/data/statistics/
4）日本作業療法士協会：日本作業療法士協会誌 第87号．2019
　　https://www.jaot.or.jp/files/page/kankobutsu/pdf/ot-news2019/2019-06.pdf
5）日本言語聴覚士協会：会員動向
　　https://www.japanslht.or.jp/about/trend.html

Profile

大野洋平 (Yohei Ohno)

国立病院機構東京病院 リハビリテーション科
私は総合診療科からリハビリテーション科に転科しました．次回さらに掘り下げますが，リハビリテーション科医は疾患だけでなく患者さんの生活や社会的な面にも大きく関わることができるGeneralistだと感じます．

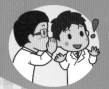

第42回　高齢者の骨折では，多発性骨髄腫が隠れているかも？

増田亜希子

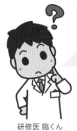

多発骨折の70歳代男性が受診しました．指導医の先生は血液検査結果を見るなり，「血液内科にコンサルトだ！」と言っています．
先生，検査結果の見方について教えていただけませんでしょうか．

研修医 臨くん

高齢者の骨折では，多発性骨髄腫（multiple myeloma：MM）が隠れていることがあるんだ．画像検査のみでは，MMかどうかはわからない．疑ったら，血液・尿検査を行うのが大事だよ！ 今回は，蛋白分画や免疫電気泳動について勉強してみよう．

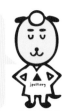

けんさん先生

解 説

● 本症例の血液検査所見 （表）

異常所見をあげてみよう．① 軽度の正球性貧血，② 総蛋白高値とアルブミン低値だね．**着目すべきは，② 総蛋白高値とアルブミン低値だよ**．正常では，血清の蛋白成分の60〜70％がアルブミン，約20％がγグロブリンなんだ．総蛋白が高くてアルブミンが低い場合，アルブミン以外の蛋白が増えていることが示唆される．どんな蛋白が増えているのか，蛋白分画で確認してみよう．

● 本症例の血清蛋白分画

蛋白分画とは，電気泳動法を用いて蛋白を5分画に分類する検査だよ（図1）．特に，単クローン性免疫グロブリン（M蛋白）の存在を疑う場合に重要な検査なんだ．図1では一番右に尖ったピークがあるね．これは**Mピーク**と呼ばれ，M蛋白がたくさんあることを示している．

蛋白分画は安価なスクリーニング検査なんだけど，M蛋白の種類はわからない．M蛋白の種類を同定するため，IgGなどの免疫グロブリンを測定し，免疫電気泳動も行う．

表　本症例の血液検査所見

血算			生化学・免疫		
WBC	(×10³/μL)	4.6	TP	(g/dL)	10.7
RBC	(×10⁶/μL)	3.97	Alb	(g/dL)	3.1
MCV	(fL)	97.2	LD	(U/L)	155
MCH	(pg)	31.0	AST	(U/L)	22
MCHC	(g/dL)	31.7	ALT	(U/L)	28
Hb	(g/dL)	12.3	γ-GTP	(U/L)	18
Hct	(%)	38.6	ALP	(U/L)	178
PLT	(×10³/μL)	23.4	BUN	(mg/dL)	10.7
Reti	(%)	1.2	Cr	(mg/dL)	0.76
			補正Ca	(mg/dL)	9.4
白血球分画			UA	(mg/dL)	6.3
特記すべき異常なし			CRP	(mg/dL)	0.04

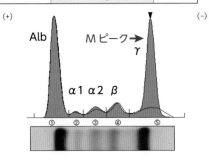

図1　本症例の血清蛋白分画
文献1より転載．

● M蛋白を同定する検査：免疫電気泳動と免疫固定法

免疫電気泳動では，「沈降線」により個々の蛋白の増減をみることができるんだ（図2A）．沈降線の太さは，蛋白の量を反映する．患者の血清が量・質ともに正常血清と同様であれば，沈降線の形状は各抗体を入れた溝に対して線対称となる．線対称でない場合は，異常を疑う．**M蛋白が存在する場合，いずれかの免疫グロブリンの沈降線に弓状のふくらみ（M-bow）を形成するんだ．**

図2Bを見てみよう．抗IgG血清と抗κ血清の沈降線が太いね（➡）．本症例では，IgG-κ型M蛋白が存在することがわかる．IgGが高値であることとも合致するね（図2C）．

免疫電気泳動より高感度なM蛋白検出法として，免疫固定法（図2D），血清免疫グロブリン遊離L鎖κ/λ比（free light chain ratio：rFLC）がある．MMなどの形質細胞腫瘍では，遊離κ鎖，λ鎖のいずれか一方が増加するため，rFLCが大きく変化するんだ．本症例でも高値だったよ．

M蛋白の増加と貧血を認める疾患といえば？ そう，多発性骨髄腫だね．

● 多発性骨髄腫とは？

形質細胞はBリンパ球がさらに分化した細胞であり，免疫グロブリン（IgG，IgA，IgD，IgE）を産生する．形質細胞が単クローン性に増殖したのが形質細胞腫瘍であり，多発性骨髄腫（MM）は最も代表的な疾患だよ．

MMは高齢者に多い疾患で，M蛋白の産生や，貧血を主とする造血障害，易感染性，腎障害，溶骨性変化などの多彩な臨床症状を認めるんだ．確定診断には，骨髄で形質細胞が増加（10％以上）※していることを示す必要がある．ということは，次に必要な検査は？ 骨髄検査だね．

※ International Myeloma Working Group（IMWG：国際骨髄腫ワーキンググループ）2014年改訂の診断基準では，「骨髄における形質細胞の単クローン性の増殖比率10％以上，または生検で確認された骨ないし髄外性形質細胞腫を認める」と記載されている．

A)

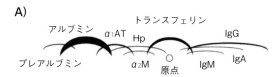

C)

IgG（mg/dL）	6,014
IgA（mg/dL）	57
IgM（mg/dL）	45

B)

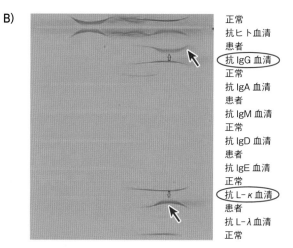

D)

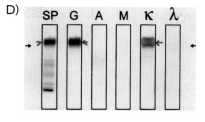

MMのM蛋白の種類別の頻度

- IgG型：約55％（最多）
- IgA型：約20％
- Bence-Jones蛋白（BJP）型：約20％
- IgD型：3〜4％
- 非分泌型：約3％
- IgE型，IgM型：きわめて稀

図2 M蛋白を同定する検査：免疫電気泳動と免疫固定法
A）健常成人における免疫電気泳動の沈降線パターン，B）本症例の血清免疫電気泳動（特異抗血清），
C）本症例の免疫グロブリンの測定結果，D）本症例の血清免疫固定法．
B，Dは文献1より転載．

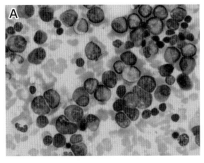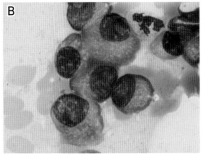

図3 本症例の骨髄塗抹標本（May-Giemsa染色）
A）弱拡大，B）強拡大.

◉ 本症例の骨髄検査所見

　骨髄塗抹標本を鏡検してみよう．核が偏在した細胞質の青い細胞がたくさん増えているね（図3）．これが形質細胞だよ．形質細胞の形態学的特徴は，① **核が偏在**，② **核周明庭（核周囲が明るい）**，③ **細胞質が好塩基性（青い）**．骨髄では形質細胞が大半を占めていて，骨髄腫に関連した症状（貧血と骨病変）を認めるので，本症例はMMと診断できたよ．

◉ 多発性骨髄腫と診断したら

　血液内科では，リスク因子（染色体異常の有無など）や全身状態の評価を行い，治療を検討する．MMに対してはさまざまな新規薬剤があるから，高齢者でも十分治療できるんだよ．腎機能障害，高カルシウム血症を認めることも多いので，注意が必要だね．

◉ ピットフォール

　BJP型MMでは尿から蛋白が排出されるため，総蛋白とアルブミンが低値で，免疫グロブリンも低値になるよ．総蛋白が高値でなくても，疑わしいときはM蛋白の有無を確認しよう．また，**BJPが尿中に出ていても，尿定性検査では尿蛋白陰性になることがある．MMを疑うときは，尿定量検査も行う**ほうがいいね！

・高齢者の骨折では，多発性骨髄腫（MM）が隠れているかもしれない
・MMを疑うときは，画像検査だけでなく血液・尿検査を！

参考文献
　1）「血液形態アトラス」（矢冨 裕，増田亜希子，常名政弘／編著），医学書院，2017
　2）増田亜希子：免疫電気泳動．「診断に直結する検査値の読み方事典」（中原一彦／監，池田 均／編），pp10-11，総合医学社，2014

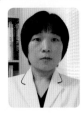

今月のけんさん先生は…
虎の門病院分院臨床検査部の増田亜希子でした．東大の研究室の先輩にお声をかけていただいて，2020年4月から虎の門病院分院臨床検査部の部長に就任しました．医師としてやりたい仕事に就くには，人とのつながりと専門性が大事だと思います．他の人に負けないスキルを，ぜひマスターしてください．

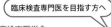

症例から深める Basic Lab

Clinical Laboratory Problem Solving

シリーズ編集／濱口杉大〈福島県立医科大学 総合内科〉

何となくで出しがちな基本検査，その所見を症例の流れからどう解釈するか？ 総合内科医の目のつけどころを紹介します.

第6回
骨転移のある前立腺癌でホルモン療法中の60歳代男性が，原因不明の食思不振，脱水にて紹介転院となった（その2）

中本洋平

【症例】前回までの要約

60歳代男性. 6年前に多発骨転移を伴う前立腺癌と診断された. LH–RHアナログ，抗アンドロゲン製剤に加えて，骨転移に対してゾレドロン酸により全身状態は安定していた. 約3カ月前から徐々に立ち眩み，食思不振が出現し，体重が半年で約4 kg減少したが，PSA（前立腺特異抗原）は感度以下で高カルシウム血症も認めなかった. かかりつけ医で上下部消化管内視鏡，腹部骨盤部単純CTにても症状を説明する異常がなく，前医入院にて補液，中心静脈栄養にて脱水は改善したが，食思不振が継続し原因不明のため当科紹介転院となった. 血糖は正常値にもかかわらず多量の尿糖が出現していたことをきっかけに，近位尿細管障害，近位尿細管性アシドーシスの存在が判明した. 代謝性アシドーシスに対する治療を行った結果全身状態は改善傾向になったが，近位尿細管性アシドーシスの原因はわからないままであった. 改めて過去の尿検査を確認した.

尿検査（近位尿細管性アシドーシスに対する治療開始前）：
pH 7.5，比重1.014，タンパク±，潜血±，糖4＋，ケトン体－，ウロビリノーゲン±，白血球エラスターゼ－，ビリルビン－

解説

体内がアシデミアになると酵素機能が障害されてしまうため，近位尿細管ではHCO_3^-を再吸収し，集合管ではH^+を排泄することで，腎臓は常にアシデミアを回避しようと働いている（図1）.

健常人における尿pHはおおむね6前後だが，アシドーシスの際には尿細管への酸排泄が亢進するため通常は5.3～5.5程度に低下する. 近位尿細管性アシドーシスの場合，HCO_3^-の再

吸収障害の程度によってpHは上下するが，遠位尿細管性アシドーシス※はH⁺の排泄障害が生じるため，尿pHは5.5より大きくなる．本患者では尿pH 7.5と比較的尿pHが高くなっており，このような場合近位尿細管性アシドーシスだけなのか，あるいは遠位尿細管性アシドーシスも存在しているのかを検索する必要がある．

　集合管にある介在細胞（間在細胞ともいう）は，酸を排泄する最終的な砦となっており，体内pHに敏感に反応して，強力なプロトンポンプ（$H^+/K^+-ATPase$）を使用して，H^+を集合管介在細胞内から管腔側へと排泄し体内の酸塩基平衡を保っている．排泄されたH^+はアンモニア（NH_3）がキャッチして（proton trapperと呼ばれる），アンモニウムイオン（NH_4^+）となって尿中に排泄される（図2）．このプロトンポンプが機能不全となった状態が遠位尿細管性アシドーシスである．

　ただし，尿pHは測定試験紙法で行われるため信頼性にやや欠けることや，食事内容，薬剤，測定時間などさまざまな理由で変化する可能性があることから（表），結果の解釈には注意する．

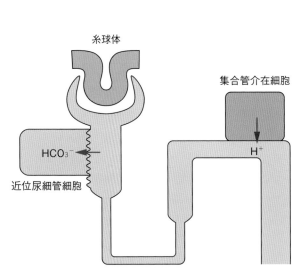

図1 ● アシデミアを回避するための尿細管の主な働き

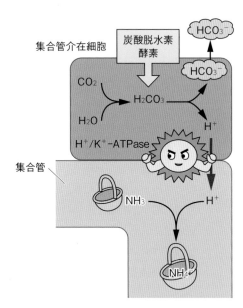

図2 ● 集合管介在細胞におけるH⁺分泌

表 ● 尿pHの意外な変動要因

	pH上昇	pH低下
食事	野菜，果物などの摂取	肉，魚などの摂取
薬剤	重曹，クエン酸，アセタゾラミド	アスコルビン酸
日内変動	—	就寝時～早朝 （低換気で呼吸性アシドーシスとなる）
その他	ウレアーゼ産生菌 長時間経過した検体	—

※ 遠位尿細管という名称だが，アシドーシスの発症に関わっているのは主に集合管である．

症例のつづき

　尿pHが7.5であり，過去に採取された尿pHも確認したところ7前後で経過していた．代謝性アシドーシスの状態にもかかわらず高値であることから遠位尿細管性アシドーシスの有無を確かめるべく，炭酸水素ナトリウム使用前に採取したデータを再度確認した．

尿検査（近位尿細管性アシドーシスに対する治療開始前）：

　尿中Na 84 mEq/L，尿中K 31 mEq/L，尿中Cl 67 mEq/L，尿中尿素窒素101 mg/dL，尿中Cr 32 mg/dL，尿中糖1,007 mg/dL，尿浸透圧343 mOsm/kg・H$_2$O

解説

　尿中のNH$_4$$^+$を測定するのは容易でないため，簡単に推定できないかと考えられたものが尿アニオンギャップ（尿AG）である．アニオンギャップとは，測定できない陽イオンと陰イオンの差である．

　測定可能，不可能にかかわらず，陽イオン全体と陰イオン全体は同じ量だけあるため，測定できるイオンの差は測定できないイオンの差にほぼ等しい．尿においては測定できない陽イオンのほとんどはNH$_4$$^+$である（図3）．

　したがって尿中アニオンギャップは，

尿AG＝尿Na$^+$＋尿K$^+$－尿Cl$^-$

となる．

　通常は，一生懸命NH$_4$$^+$を尿中に排出してアシデミアにならないようにしているため，尿中にはたくさんNH$_4$$^+$が排泄されており，正常では尿AG＜0となる（図3）．

　遠位尿細管性アシドーシスが存在する場合，NH$_4$$^+$が排泄されず尿中のNH$_4$$^+$の割合が低下するため，測定されない陰イオンの方が多くなり，尿AG＝尿Na$^+$＋尿K$^+$－尿Cl$^-$＞0となる（図4）．

　本患者では尿AG＝84＋31－67＝48＞0と陽性であり，遠位尿細管性アシドーシスの存在が疑われた．

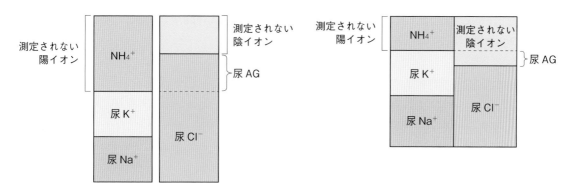

図3● 尿アニオンギャップ（尿AG）　　　図4● 遠位尿細管性アシドーシスが存在する場合の尿AG

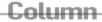

参考症例：高ナトリウム血症の原因は？

　　56歳，男性．急性の意識障害と頭痛を主訴に救急搬送．脳動脈瘤破裂によるくも膜下出血と脳室内出血と診断され緊急クリッピング術が行われた．術中に脳梗塞も発症し軽度の片麻痺と見当識障害はあるものの，経口摂取も開始されリハビリ病棟に転棟し経過は良好だった．しかし定期的に確認していた血液検査で徐々にNaが上昇していた．尿は1日3回程度で多くはなく，食事も全粥食を8割程度は摂取し，下痢もなかった．脳外科主治医から高ナトリウム血症の原因に関して総合内科に相談があった．

　　BUN 28 mg/dL，Cr 0.82 mg/dL，Na 156 mEq/L，K 3.0 mEq/L，Cl 114 mEq/L

　　尿一般検査：pH 5.0，比重 1.025，タンパク±，潜血−，糖−，ケトン体−

　　高ナトリウム血症は自由水の不足が背景にあることがほとんどで，自由水の排泄過多（腎臓もしくは腸管）か摂取水分の不足かの判断が必要で，尿浸透圧はその鑑別に有用である．しかし尿浸透圧は夜間休日や病院の検査体制によってはすぐに測定できないことも多いため，そのような場合は尿比重を参考にする．

　　尿浸透圧 ≒ 尿比重の下2桁 × 30（mOsm/kg・H$_2$O）

の関係があることが知られている．しかし尿比重は一般的に屈折率法もしくは試験紙法で測定されることが多く，誤差を生じる背景や精度が異なるため解釈には注意が必要である．

　　本症例は，比重から推定される尿浸透圧は750 mOsm/kg・H$_2$Oであり自由水の排泄過多は否定的だった（基準値100〜900 mOsm/kg・H$_2$O）．脳卒中に伴い自発的な飲水行動が低下し自由水の不足が生じ高ナトリウム血症になったと考え，定期的に飲水を促したところ高ナトリウム血症は改善した．脳梗塞後の患者では中枢性尿崩症により高ナトリウム血症を呈することもあるが，飲水行動が低下し自由水摂取不足が生じ高ナトリウム血症を呈することがあることも知られている[1]．

症例のつづき

　　尿AGは48 mEq/Lであり遠位尿細管性アシドーシスの存在が示唆され，二次性に遠位尿細管障害を起こす原因疾患を調べた．尿路結石の既往はなく，副甲状腺機能に関してintact PTHは高値だったが低カルシウム血症も伴っており，慢性腎不全に伴う偽性副甲状腺機能亢進症と考えた．本当に遠位尿細管性アシドーシスも合併しているのだろうか？さらに調べてみると，尿pHが高値の場合，尿AGが尿NH$_4^+$の推定に使用できない可能性があることがわかった[2]．あらためて過去の尿検査を確認した．

尿検査（近位尿細管性アシドーシスに対する治療開始前）：

　尿中Na 84 mEq/L，尿中K 31 mEq/L，尿中Cl 67 mEq/L，尿中尿素窒素 101 mg/dL，尿中Cr 32 mg/dL，尿中糖 1,007 mg/dL，尿浸透圧 343 mOsm/kg・H$_2$O

解説

　H⁺の排泄がなされているかを推定するもう1つ方法として尿浸透圧ギャップを用いるものがある. NH₄⁺は低分子であるため, ブドウ糖や尿素窒素と同様に尿浸透圧をつくる要素となる.

　尿中で測定できる物質を用いた計算による尿浸透圧は,

　① 計算による尿浸透圧＝2（尿Na＋尿K）＋尿Glu/18＋尿UN/2.8

となるが, 実際に測定できない物質もあり, それらをすべて含んだ浸透圧が実測による尿浸透圧となる. よって,

　② 実測による尿浸透圧＝2（尿Na＋尿K）＋尿Glu/18＋尿UN/2.8＋測定できない物質

である. この「測定できない物質」の中の大部分にNH₄⁺が含まれているため,

　②−①を計算するとNH₄⁺の尿中への排泄の程度を見積もることができる（図5）.

本患者の場合,

　実測による尿浸透圧−計測による尿浸透圧

　＝343−{2×（84＋31）＋1,007/18＋101/2.8}＝21

　一般的に尿浸透圧ギャップが40 mOsm/kg・H₂O 未満である場合, H⁺分泌障害が存在するといわれている. このことから本症例では尿浸透圧ギャップは減少しており, 遠位尿細管性アシドーシスの存在がより確実となった.

症例のつづき

　近位尿細管と遠位尿細管いずれも障害されていることから, 薬剤の関与を疑い使用薬剤とその副作用を改めて確認したところ, ゾレドロン酸によるまれな副作用としてFanconi症候群があることがわかった. Web検索にてもいくつかの報告が見つかった. 報告を見てみると, 遠位尿細管性アシドーシスも生じる可能性がありそうだった[3]. ゾレドロン酸を中止し経過観察したが, 2カ月たった時点でも改善はなかった. ゾレドロン酸はすでに50回以上使用されていたため, 不可逆的変化になってしまった可能性があった. 本症例は尿細管障害由来の高浸透圧利尿による血管内脱水, 代謝性アシドーシスによる長期的なアシデミアによって, 倦怠感, 食思不振が生じたものと考えられた.

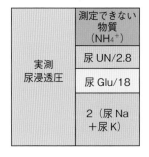
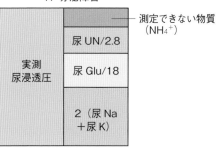

図5 ● 正常尿浸透圧とH⁺分泌障害のある尿浸透圧の比較

最終診断：ゾレドロン酸による汎尿細管障害

今回の Learning Point

- 代謝性アシドーシスにもかかわらず尿 pH の低下がない場合，遠位尿細管性アシドーシスを考慮する

- 遠位尿細管性アシドーシスを疑った場合，尿中への H^+ 排泄低下，すなわち尿中 NH_4^+ 低下を推定するために，尿 AG や尿浸透圧ギャップを計算する

- 尿浸透圧が測定できない場合は，尿比重を参考にする

- ゾレドロン酸のまれな副作用として，尿細管障害がある

◆ 文　献

1 ）Ramthun M, et al：Hypernatremia secondary to post-stroke hypodipsia：just add water! NDT Plus, 4：236-237, 2011（PMID：25949488）

2 ）Soleimani M & Rastegar A：Pathophysiology of Renal Tubular Acidosis：Core Curriculum 2016. Am J Kidney Dis, 68：488-498, 2016（PMID：27188519）

3 ）髙橋直生，岩野正之：尿細管性アシドーシス（RTA）—腎臓の役割から pRTA，dRTA，高カリウム性RTA を整理する．Hospitalist, 6：236-244, 2018

中本洋平
Yohei Nakamoto

所属：福島県立医科大学 総合内科
専門：総合内科

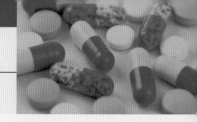

よく使う日常治療薬の正しい使い方

抗てんかん薬の正しい使い方

上利 大[1]，神 一敬[1, 2]（1 東北大学病院 てんかん科，2 東北大学大学院 医学系研究科てんかん学分野）

◆薬の使い方のポイント・注意点◆

抗てんかん薬（antiepileptic drug：AED）の選択は，焦点てんかんと全般てんかんで異なる．両者の鑑別が難しい場合や妊娠可能年齢の女性および高齢者の場合も含め，新規AEDのレベチラセタム（イーケプラ®）・ラモトリギン（ラミクタール®）が広く用いられている．AEDは単剤で開始し，副作用に注意して少量から開始することが重要である．

1. てんかんの病態と抗てんかん薬の作用機序

1）てんかんの病態

てんかんは，「大脳の神経細胞が過剰に興奮するために，発作性の症状（てんかん発作）が反復性に起こる慢性の脳の病気」と定義されている．2017年に国際抗てんかん連盟（international league against epilepsy：ILAE）が新たな分類を発表したので[1]，本稿ではこれに従う．

2）抗てんかん薬の作用機序

AEDは，興奮系伝達の抑制および抑制系伝達の賦活により発作を抑制する（図1）．カルバマゼピン（テグレトール®）やラモトリギン，ラコサミド（ビムパット®）など多くのAEDは，主にNaチャネルに作用し，Na^+の神経細胞内への流入による興奮性伝達を抑制する．一方，ベンゾジアゼピン系のAEDは，抑制性の作用をもつGABA（γ-aminobutyric acid）を増強させる．レベチラセタムは，神経伝達物質放出の調整に関与すると考えられる神経終末のSV2A（synaptic vesicle glycoprotein 2A）に作用して発作を抑制する．ペランパネル（フィコンパ®）は，主に興奮性シナプス後膜に存在するAMPA（α-amino-3-hydroxy-5-methyl-4-isoxazole-pro-pionic acid）型グルタミン酸受容体に対する選択的な非競合的拮抗薬である．

2. 抗てんかん薬の選び方・使い方

てんかんは，焦点てんかん（焦点発作）と全般てんかん（全般発作）に分類され（図2），両者の薬剤選択は異なる（表）．最終目標は「副作用のない発作消失」である．患者のQOLを改善させるためには，発作のみならず副作用にも目を向けなければならない．また，2種類の抗てんかん薬で発作消失せず，薬剤抵抗性を疑う場合には，診断の見直しや外科治療の適応を検討するため，てんかん専門医に紹介することが望ましい．

1）焦点てんかん（焦点発作）の場合

第一選択薬は，カルバマゼピン，レベチラセタム，ラモトリギンである．ラコサミドを処方することもある．

【処方例】

下記のいずれかを用いる.
① カルバマゼピン（テグレトール®）
　1回100 mg 1日2回（朝・夕食後）で開始
　開始初期に副作用が出やすいので，さらに半分量から開始してもよい．
　発作が抑制されない場合には，血中濃度8〜10 μg/mLを目安に，14日ごとに100 mg/日ずつ増量．
　副作用として，めまい，ふらつき，皮疹および肝機能障害，白血球・血小板減少，低Na血症などの報告がある．特に皮疹が出現した場合には，すみやかに中止すべきである．

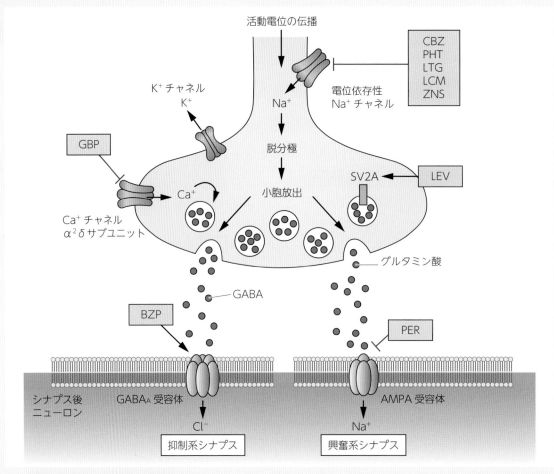

図1　抗てんかん薬の作用機序
文献2より著者作成.
BZP：ベンゾジアゼピン系薬，CBZ：カルバマゼピン，GBP：ガバペンチン，LCM：ラコサミド，LEV：レベチラセタム，
LTG：ラモトリギン，PER：ペランパネル，PHT：フェニトイン，ZNS：ゾニサミド，
AMPA：α -amino-3-hydroxy-5-methyl-4-isoxazole-propionic acid，GABA：γ -aminobutyric acid,
SV2A：syanaptic vesicle glycoprotein 2A

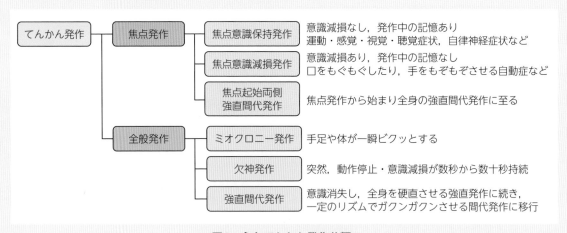

図2　主なてんかん発作分類
文献1より著者作成.

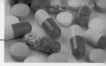

表　抗てんかん薬の選択例[3]

てんかんの分類 注意すべき年齢・性別	選択薬
焦点てんかん（焦点発作）	CBZ, LEV, LTG, LCM
全般てんかん（全般発作）	VPAが第一選択 効果不十分ならLTG, LEV
焦点，全般の鑑別が難しいてんかん （起始不明発作）	LEV, LTG, PER
妊娠可能年齢の女性	LEV, LTG VPAを用いる場合は600 mg/日以下
高齢者	CBZ, LEV, LTG, LCM 合併症ありならLEV, LTG, LCM

CBZ：カルバマゼピン，LCM：ラコサミド，LEV：レベチラセタム，
LTG：ラモトリギン，PER：ペランパネル，VPA：バルプロ酸

② レベチラセタム（イーケプラ®）
1回250 mg 1日2回（朝・夕食後）で開始
14日後に，レベチラセタム1回500 mg 1日2回（朝・夕食後）へ増量.
以後，発作が抑制されない場合は，14日ごとに1日量を1,000 mg増量して，レベチラセタム1回1,500 mg 1日2回（朝・夕食後）まで漸増.
副作用として，易刺激性（イライラ）・易怒性が出現することがある.

③ ラモトリギン（ラミクタール®）
1回25 mg 1日1回（朝食後・隔日投与）で開始
14日後に，連日投与へ増量.
以後，14日ごとに1日量を25 mg増量して1日2回（朝・夕食後）とし，ラモトリギン1回50 mg 1日2回（朝・夕食後）まで増量.
さらに，発作が抑制されない場合は，14日ごとに1日量を50 mg増量して，ラモトリギン1回100 mg 1日2回（朝・夕食後）まで漸増.
副作用として，重症薬疹の報告があるので，皮疹や発熱・咽頭痛が出現した場合は，すみやかに中止すべきである. ただし，用法・用量を遵守すれば重症薬疹はまれである.

④ ラコサミド（ビムパット®）
1回50 mg 1日2回（朝・夕食後）で開始
14日後に，ラコサミド1回100 mg 1日2回（朝・夕食後）へ増量.
以後，発作が抑制されない場合は，14日ごとに1日量を100 mg増量して，ラコサミド1回200 mg 1日2回（朝・夕食後）まで漸増.

2）全般てんかん（全般発作）の場合

　第一選択薬は，バルプロ酸（デパケン®Rあるいはセレニカ®R）である.

【処方例】

> 下記のいずれかを用いる.
> ① バルプロ酸（デパケン®R）
> 　1回200 mg 1日2回（朝・夕食後）で開始
> ② バルプロ酸（セレニカ®R）
> 　1回400 mg 1日1回（夕食後）で開始
> 　発作が抑制されない場合には，血中濃度50〜100 µg/mLを目安に，14日ごとに1日量を200 mgずつ増量する.

【処方例】

> バルプロ酸を増量しても発作が消失しない場合には，以下のいずれかに変更する.
> ③ レベチラセタム（イーケプラ®）
> 　1）焦点てんかん（焦点発作）の処方例②と同じ
> ④ ラモトリギン（ラミクタール®）
> 　1）焦点てんかん（焦点発作）の処方例③と同じ

3）焦点と全般の鑑別が難しいてんかん（起始不明発作）の場合

　レベチラセタムまたはラモトリギンなどのスペクトラムの広い新規抗てんかん薬を処方する. ペランパネル（フィコンパ®）を処方することもある.

【処方例】

下記のいずれかを用いる.
① レベチラセタム（イーケプラ®）
  1) 焦点てんかん（焦点発作）の処方例②と同じ
② ラモトリギン（ラミクタール®）
  1) 焦点てんかん（焦点発作）の処方例③と同じ
③ ペランパネル（フィコンパ®）
  1回2 mg 1日1回（就寝前）で開始
  28日後に，ペランパネル1回4 mg 1日1回（就寝前）へ増量.
  以後，発作が抑制されない場合は，28日ごとに1日量を2 mg増量して，ペランパネル1回8 mg 1日1回（就寝前）まで漸増.
  副作用として，易刺激性（イライラ）・易怒性が出現することがある.

注意：妊娠可能年齢にある女性，高齢者では，薬剤選択，用量に注意が必要である.

❶ 妊娠可能年齢にある女性

　病型にかかわらず，まず奇形発現率の低いレベチラセタムやラモトリギンを用いる．全般てんかん（全般発作）でバルプロ酸を用いる場合は，600 mg/日以下にとどめる．

【処方例】

① レベチラセタム（イーケプラ®）
  1) 焦点てんかん（焦点発作）の処方例②と同じ
② ラモトリギン（ラミクタール®）
  1) 焦点てんかん（焦点発作）の処方例③と同じ

❷ 高齢者

　高齢発症てんかんのほとんどは焦点てんかんである．若年者に比して，副作用が出現しやすいので，以下のように少量より開始する．また，若年者における維持量より少量でも発作消失に至ることが多い．

【処方例】

合併症のある患者では②，③，④を用いる.
① カルバマゼピン（テグレトール®）
  1回50 mg 1日1回（夕食後）で開始
② レベチラセタム（イーケプラ®）
  1回250 mg 1日1回（夕食後）で開始
③ ラモトリギン（ラミクタール®）
  1回25 mg 1日1回（朝食後・隔日投与）で開始
④ ラコサミド（ビムパット®）
  1回50 mg 1日1回（夕食後）で開始

3. 抗てんかん薬の処方に際した説明

・治療開始時に，規則正しい服薬を継続することの重要性を説明する．また，皮疹がみられたら，すみやかに主治医に連絡するよう伝える．
・長期間の服薬が必要であるので，薬の副作用について説明する．最終目標は「副作用のない発作消失」であることを伝える．
・生活指導として，睡眠不足，飲酒，怠薬を避けることを説明する．ストレス・疲労も発作の誘因となることを伝える．
・自動車運転の可否について伝える．運転許可には，運転に支障をきたす発作が2年間なく経過していることが必要条件となる．

引用文献

1) Fisher RS, et al：Operational classification of seizure types by the International League Against Epilepsy：Position Paper of the ILAE Commission for Classification and Terminology. Epilepsia, 58：522-530, 2017 （PMID：28276060）
2) Singh SK, et al：Perampanel：New drug for treatment of refractory partial onset seizures. Muller journal of medical science and research, 5：195-199, 2014
3) 第3章 成人てんかんの薬物療法.「てんかん診療ガイドライン2018」（日本神経学会/監），pp25-38, 医学書院, 2018

【著者プロフィール】
上利　大（Dai Agari）
東北大学病院 てんかん科

神　一敬（Kazutaka Jin）
東北大学病院 てんかん科/東北大学大学院 医学系研究科 てんかん学分野

こんなにも面白い医学の世界

へぇ
そうなんだー

からだのトリビア教えます

中尾篤典
（岡山大学医学部 救命救急・災害医学）

第72回 輪ゴムと消しゴムとCTの話

　昔はなぜかおばあちゃんは手首に輪ゴムを巻いていました．最近では，若者たちもファッション目的で手首にミサンガを巻いたり，カラフルな輪ゴムを付けたりすることがあります．しかし，その輪ゴムがあまりになじんでしまって，巻いているのを忘れて皮膚の中に埋もれていき，何年も後になって手首の難治性の傷や瘻孔，手先の浮腫や筋力低下，神経麻痺，結合組織の炎症による骨浸食などが起きてようやく気づくことがあります．これは「Rubber Band Syndrome」として知られている病態で[1〜3]，犬や猫などのペットによくみられます．動物は毛で覆われているためわかりにくいことは想像できますが，人間が手首や指，足に巻いたゴムを忘れてしまうとはにわかには信じがたいことです．

　もう1つのゴムの話として，消しゴムを鼻の穴に突っ込んだお子さんの報告があります．子どもは何でも穴に入れたがりますが，しばらく気づかれず，様子がおかしいため受診してCT検査を受けたところ，鼻の中に高輝度に写るものがあり，この子は最初は鼻石があると診断されました．結果，消しゴムであることがわかり，これは「消しゴム腫瘍（eraseroma）」と呼ばれているそうです[4]．

　このように，ゴムはCTで石灰化や金属のようにハレーションをひくことなく，きれいに高輝度に写ることはあまり知られていません．輪ゴムなら高輝度の輪になります．例えば難治性の感染巣があれば異物を疑うことは大切ですが，その際にゴムはCTで均一で高輝度に写ることを知っておけば役に立ちます．また，われわれは，この性質を利用して，患者さんが痛いという場所に消しゴムを貼り付けてCTを撮ることがあります．そうすると，患者さんが痛みを感じている場所をCTで容易に確認することができて，病変の指摘がしやすくなるのです[5]．

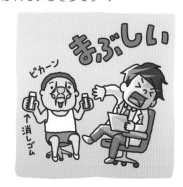

文 献

1) Kumar P, et al：A constriction ring of the thigh secondary to a rubber band. Plast Reconstr Surg, 95：209-210, 1995（PMID：7809254）
2) Kumar M, et al：Rubber Band (Dhaga) Syndrome of the Wrist. Indian J Pediatr, 85：1136-1137, 2018（PMID：29948733）
3) Aggarwal AN, et al：Rubber band syndrome--high accuracy of clinical diagnosis. J Pediatr Orthop, 30：e1-e4, 2010（PMID：20864842）
4) Mu?oz A, et al："Eraseroma" as a cause of rhinolith：CT and MRI in a child. Neuroradiology, 39：824-826, 1997（PMID：9406212）
5) Murakami Y, et al：A Polyvinyl Chloride Eraser as a Surface Marker for Computed Tomography in Emergency Imaging；a Letter to Editor. Arch Acad Emerg Med, 7：e54, 2019（PMID：31875208）

現役のメンターが
やさしく教える **Academia** 〜みんなで学問する〜

Hifumi Toru
一二三 亨
聖路加国際病院 救急部・救命救急センター

第8回
改めて，アカデミアとは？

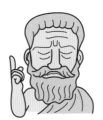

はじめに

　アカデミアシリーズは8回めとなる今回で最終回となります．最終回にあたり，改めてアカデミアを研修医の皆様とともに考えてみたいと思います．

ここ10年でのアカデミアでの変化

　この連載でこれまでお話ししていない，アカデミアのここ10年での変化を追加させてください．私の実際の経験からの2つのメールをご紹介しながら説明します．

　図1は私が自分自身でほぼ全部を書いた最初の原著論文の査読の結果です（もちろんrejectです）．詳細は割愛しますが，査読者からは… "I feel the article is more complex, verbose, and attempts to overstate some of its findings." とか "I feel this article needs some reformatting, improved focus, and a different journal." と書かれていますね．当然の結果です．私も査読者の立場になるようになったのでよくわかりますが，このように書かれる論文というのは，**全く論文の体をなしていないもの**，といえると思います．指導者に学ぶことなく，自己流で書いた論文なのでいま見直すと本当に恥ずかしいくらいの内容です．ただ，**このような稚拙な論文に対しても査読者の先生は非常に丁寧に改善点を指摘してくださっています**．これは2013年のお話ですが，どの雑誌も当時はまだ論文投稿数もそれほど多くなく，査読者もある程度余裕があって，私が書いたようなとんでもない内容の論文に対しても丁寧にコメントをつけて，**ある意味査読の場で指導してもらうことができました**．

　一方，図2は先日（2020年3月）届いたメールですが，**査読者6人の先生に私の論文の査読を依頼したがすべて断わられている**，という内容です．2020年の現状では，どの雑誌にも論文の投稿数が増えており，その分査読者の負担が増えているので，査読者自身も1人当たりが多くの論文の査読を担当することが多く，**以前のように丁寧な査読は全く期待できなくなりました**．

Reviewers' comments:

Reviewer #2: I feel this article demonstrates a great effort by the authors. I applaud them for their work. I feel the article is more complex, verbose, and attempts to overstate some of its findings.

The abstract begins … (略)

The introduction is … (略)

The methods were … (略)

The results were … (略)

Discussion is adequate. I feel that there is focus on fT3 in an effort to make your study stand out from other studies. The discussion is too long and I struggled with the length of review of other studies. The Grill et al article is very important for example. However, to spend so much time discussing the review of this and other studies demonstrates a lack of focus to the article. I felt at times in the discussion the authors were attempting to provide a review article on NTIS. A review article on this topic may be of value, but I'd rather have a more focussed discussion.

In conclusion, I feel this article needs some reformatting, improved focus, and a different journal. I don't believe the average emergency medicine physician/acute care physician. will find this topic of pertinent interest.

図1 ● ある投稿論文への査読結果のメール（2013年）

XX-Mar-2020

Dear Dr. Hifumi:

Regarding your manuscript, so far, all 6 potential selected reviewers refused the review of your manuscript, and we are little bit concerned about the time consumption to finish your manuscript review. Thank you for your patience. I will contact you soon after we have finished the review.

Sincerely,

XXXXXX
YYYYY Journal

図2 ● 最近受けとった論文の査読結果のメール（2020年）

　なのでrejectの場合は図1のように丁寧な査読を受ける前に，Editor-in-chiefやEditorがチラッとみてどうしようもない論文はその時点でrejectのみを伝える返事となることが増えました．つまり，論文を投稿する際に，ある程度しっかりした論文を仕上げておかないと，ただrejectと返事をもらうだけで，**どこが悪いのか，どのように修正したらよいのか**，もう査読の場で教えてもらうことができなくなりました．
　これも研修医の先生方がよい指導者のもとで学ぶべき大きなポイントです．

アカデミアで結果を残すには＝アカデミアの優先度を どれだけあげられるか？

今まで，研修医の先生，専攻医の先生，大学院生，卒後10年以上経過した先生，いろいろな先生方とアカデミアの仕事をご一緒してきました．アカデミアで結果を残せるかどうかは，忙しい毎日のなかで**アカデミアの優先度をあげられるかどうか？**これに尽きる，と言えます．**能力は誰も同じだと思います**．短時間で処理する能力に若干の個人差がありますが，例えば論文の作成などは試験のように何月何日という締め切りがあるわけではないので，あまり大きな意味をもちません．

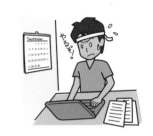

具体的には，週末は家族との約束があるのでXXXできません．YYセミナーのインストラクターをしないといけないので時間がありません．など，皆さん理由はそれぞれですね…．

当然ですが，年齢を重ねるほど家族のことや病院外の仕事などさまざまな用事が増えてくるので，できれば若いうちにアカデミアをはじめたほうがよいですね．

改めて考える「よい指導者」とは？

本連載の第2回（2020年3月号掲載）ではよい指導者について考えました．**相談しやすくて，すぐに返事が来る先生がいいですよ**．と書きました．

改めて考えると，先に書いた，**アカデミアの優先度をあげられる指導者**，これがよい指導者のように思います．アカデミアの優先度をあげるために指導者ができることは…と考えますと，**ワクワクする，楽しいと思えるテーマをまず与えて，そこから自分で考えさせながらも過度な負担にはならないように注意深く観察しながら，その都度その都度，少しずつ負荷をかけていくことが大切です**．…なかなか難しいですね．自分自身はそのレベルには到底ありません．野球のコーチとは違い，自分自身が現役の選手であり，まだまだ論文を書いて投稿している状態ですのでなかなかコーチ専任とはいきません（←言い訳です…）．

ある意味，一昔前の**大学教授**というのは，**強制的に**アカデミアの優先度をあげられる指導者かもしれません．**論文を書きなさい**，というだけですが，書かなければ大学にはいられなくなる，という意味ですから，大学に残りたい先生はその一言でアカデミアの優先度を何よりも上げたわけですね…．ある意味ではよい指導者かもしれません．

なので，研修医の皆さんで3年目から大学で働くことを考えていたり，大学病院で研修医として働いていたりする先生はある意味大きなアドバンテージがあると思います．**大学はアカデミアには最適の施設です**．逆に**大学で勤務しているのにアカデミアをやらないのはもったいない**ですね．

究極の問い：臨床かアカデミアか？

　ここまで読んで，読者の研修医の先生方も疑問に思うのではないでしょうか？ **臨床かアカデミアか？ どちらをとるか？** と．

　臨床とアカデミアは車の両輪でどちらも大切です．決して片方だけでいいわけではありません． でも多くの先生は臨床だけか，アカデミアだけになりがちです．両方をバランスよく，やってきている医師はいるのでしょうか？ 難しいですね．大切なのはバランスなんですね．どの医療施設にも必ずいるであろう**魅力的な先生**っていうのはこのバランスがある程度取れている先生だと思います．

　少し私自身のお話をします．例えば，最近では皆様が憲法のように遵守している各種診療ガイドラインの作成にも携わっています．その過程の裏場面まで知ってしまうと，evidenceという意味から考えると，ある治療法をやってもやらなくてもあまり効果は期待できない…とつくづく思うようになります．UpToDateを読んでもそうですよね．ある疑問に対して読んでいくと，長々と今までの論文の結果が書かれてあって，読んだ後にどうしたらよいかわからなくなることがありませんか？ しかし，実臨床では**判断して，やるか，やらないのか，の選択をくり返していく必要があります．**臨床とアカデミアをうまくバランスをとって，その都度その都度よい判断をくり返して医師生活を過ごしていくことがきわめて重要ですね．自分自身はまだまだ発展途上だと思います．

研修医の先生方へのメッセージ

　私自身はアカデミアをやってきて本当によかったなあと思います．アカデミアのよいところは，とにかく論文という**形で残すこと**で世界中の医療者とやりとりができるだけでなく，現世では無理でも後世でその評価を受けることができうることです．それはロマンだと思います．

　研修医の皆さんは臨床生活のなかで，なぜよくならないんだろう？ この治療はこの病気に効果があるのではないだろうか？ とさまざまな"なぜ"をもっているのではないでしょうか．これを解決することは，1人の患者さんだけではなく，たくさんの患者さんを治すことにつながります．そのためにアカデミアをやってみませんか？

今回のまとめ

アカデミアは臨床での"なぜ"を解決できる手段です．よい指導者に学んで，その後に多くの困っている患者さんを助けることができれば素晴らしいことですね．誰でもできると思います．一緒にアカデミアをはじめましょう．

一二三 亨
聖路加国際病院 救急部・救命救急センター
普段の臨床で多くの疑問があると思います．
それを解決できる手段がアカデミアです．

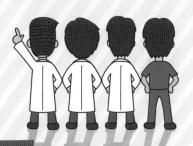

救急診療・研修生活の お悩み相談室

Dr.志賀と3人の若手医師：カルテットがサポートします！

監修 志賀　隆　　執筆者 竹内慎哉，千葉拓世，東　秀律

第10回　あの人また救急外来に来てますよ …明日も来ますかね．

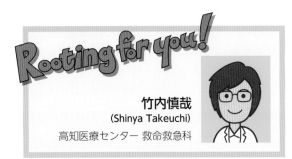

竹内慎哉
(Shinya Takeuchi)
高知医療センター 救命救急科

頻回受診者の診療には 危険がいっぱい

あなたは何度も救急外来を受診する人の診療をしたことがありますか？ そんなとき「またか．どうせ軽症でしょ？さっさと帰そう」，「すぐ診るからまた来るんだ．混んでないけど1時間くらい待ってもらおう」などと思ったことはありませんか？

しかし「いつも胸が苦しいって来る人，今回は本当にSTEMIだったよ…」という，いわゆるオオカミ少年のパターンがあるから怖いのです．欧米では頻回受診者の診療はピットフォールの1つで，入院率が高い，死亡率が高い，精神科患者が多い，救急車利用が多い，

医療費もかかる，など，さまざまな危険が報告されています[1, 2]．

また，頻回受診者はバイアスの宝庫です．すぐ思いつくものだけでも表のようなバイアスが考えられます．軽く見てしまいがちな頻回受診者ですが，危険がたくさん潜んでいます．

頻回って何回？

実は頻回受診の回数に正確な定義はありません．文献により受診回数は2〜20回/年とばらつきがあります[2]．日本の研究では4回/年としていますが[3]，Geriatric Education for Emergency Medical Services のテキストには15回/90日間の救急要請もしくは受診，と記載があります[4]．また，救急車利用のみか，walk inでの受診も合わせるか，などでも定義が変わってきます…複雑ですね．

では，単純化してみましょう．患者さんが来ました．「あの人また来てるよ…」，はい，そう思った時点で頻回受診です．そう思ったときは先述した頻回受診者診療時のバイアス（表）を再確認しましょう．

表　頻回受診者診療時のバイアス

visceral bias（本能的バイアス）	またか，という陰性感情で判断が左右される
anchoring bias（投錨バイアス）	前回の診断に引っ張られてしまう
premature closure（診断の早期閉鎖）	前回と同じだろう，と早々に考えることをやめてしまう
confirmation bias（確証バイアス）	前回と同じ診断を支持する病歴を集めに行く傾向のこと

日本は海外と違う！…かも

そうはいっても日本はいきなり専門医受診できるし、国民皆保険で自己負担は少ないし、救急車は無料だし、海外とはシステムが違います。千葉の2次救急病院で行われた研究では、頻回受診者は非頻回受診者と比較して緊急度や入院率は差がなく、walk inが多くより高齢という結果でした[3]。また、頻回受診者には自己負担0％の割合が多く、診断名もよくわからないものや慢性疾患が多い傾向があったようです。頻回受診者の特徴は国・地域によって異なるのかもしれません。あなたの地域の特徴はどうですか？

頻回受診者は何かしらに困っている

では、なぜ頻回受診になるのでしょうか。症状が改善しない、間違った医療知識をもっている、受診手段がない、一人暮らしで不安、認知症で説明を理解できていない、など理由も考えられます。そう、本人たちも何かに困って救急要請・受診をしているのです。頻回受診の原因を探り、対応してあげることも重要で、社会的な介入が必要との文献もあります[4, 5]。「そんなの救急の仕事ではない」と思う方もいるかもしれません。では誰の仕事でしょう？そういった狭間の患者さんたちをうまく次につなげてあげるのも医師の役割だと私は思います。

救急車を有料化すればそれで解決！…それ、ホント？

頻回受診者の問題で必ず出てくる話題が救急車利用の有料化です。「不要な救急車利用を抑える」と「本当に必要な人が受診を控える」という現象がトレードオフの関係にあり、結論が出ていない状態です。

では、有料化するとしましょう。で、次は「いくらにする？」という問題が発生します。1,000円？（タクシー代より安い！？）、5,000円？（お金がないと呼べない…）、10,000円？（私なら重症でも呼ばない…）。

また、「お金を払うんだから救急車を呼んでもいいでしょ？」という人も出てくるでしょう。そうなると、今よりも救急受診が増える可能性があります。

「軽症なら料金を徴収すればよい」という考えもあります。では軽症か重症かの線引きは誰が決めます？患者さんはみな「自分は重症かもしれない！？」と思って救急要請していると思います。それを医師の裁量とすれば、給料は増えないけど、判断し書類を記載するという仕事は増えます。公平性のためにも指針も必要でしょう。やはり、どの方法にもメリット・デメリットがあります。

まとめ

結局どうすればよいの？と思うかもしれません。簡単にまとめると

① 頻回受診者と認識した時点でバイアスがあることを認識する
② 頻回受診になる原因を探り、次につなげる

だと思います。「また、来た…」を「また来るくらい困ってるんだ…」と置き換えて診療してみてください。そして、ぜひ一歩踏み込んで、根本原因の解決に思いを馳せてみてください。

文 献

1）Markham D & Graudins A：Characteristics of frequent emergency department presenters to an Australian emergency medicine network. BMC Emerg Med, 11：21, 2011（PMID：22171720）

2）Moe J, et al.：Mortality, admission rates and outpatient use among frequent users of emergency departments：a systematic review. Emergency medicine journal. Emerg Med J, 33：230-236, 2016（PMID：25953837）

3）Takeuchi S, et al.：Unique characteristics of frequent presenters to the emergency department in a Japanese population：a retrospective analysis. Acute Med Surg, 6：145-151, 2019（PMID：30976440）

4）「Geriatric Education for Emergency Medical Services」, (Snyder DR et al. eds), p233, Jones & Bartlett Learning, 2014

5）Gillette RD：Caring for frequent-visit patients. Fam Pract Manag, 10：57-62, 2003（PMID：12776407）

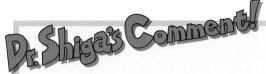

Dr. Shiga's Comment!

われわれの研究[1]では医師が患者さんの精神科受診の既往や生活保護受診などの社会的バックグラウンドを知ることによって，患者さんのマネジメントに影響が出てしまうことがわかっています．ですので竹内先生のご指摘のように，われわれは「公正な診療」が保たれるように自身のバイアスを認知しながら対応をすることに努める必要があります．

過去に，ご夫婦ともに認知症を疑われるお二人が，夫のお腹が痛いということで1週間に5回受診されたことがありました．私が担当した際になんとか娘さんと連絡をとって状況をお話しして認知症外来に受診となり，まだ入っていなかった介護保険の申請につなげることができた事例でした．

救急外来は重症患者さんの対応だけではなく，「社会の駆け込み寺」としての機能を果たす必要があります．患者さんの生活状況やご家族の状況を鑑みてベストの方針を決めることができるといいですね．

文 献

1）Yamauchi Y, et al：Influence of psychiatric or social backgrounds on clinical decision making：a randomized, controlled multi-centre study. BMC Med Educ, 19：461, 2019（PMID：31830962）

ツイッターをしております，御覧ください　http://twitter.com/TakSugar

| **お悩み募集** | 読者の皆さんも，救急診療・研修生活のお悩みをカルテットに相談してみませんか？
投稿はこちらまで：rnote@yodosha.co.jp（ご意見・ご感想でもOKです） |

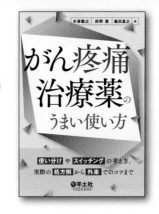
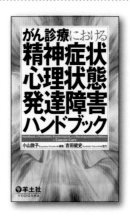
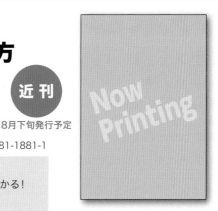

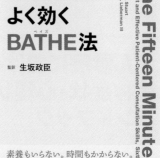

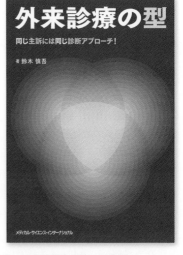

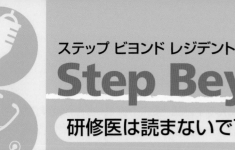

Step Beyond Resident

なめたらいかんぜ Stroke Part2
～脳梗塞 mimics に騙されるな！ …え？ 脳梗塞じゃなかったの！～

福井大学医学部附属病院総合診療部　林　寛之

それってホントに脳梗塞？

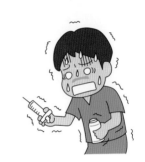

　脳梗塞は Time is brain ！ 4.5 時間の時間制限内に rt-PA を注射するために，なるべく無理無駄ムラをなくして，rt-PA 投与にまっしぐら！ と，思いきやなんとほかの疾患だった（非脳梗塞）と判明したときの，落胆はハンパない．脳梗塞じゃないのに，脳梗塞のようにみえるものを脳梗塞 mimics という．まさか非脳梗塞疾患に rt-PA を投与しちゃったとなったら，出血の合併症がコワくて今夜は眠れなくなってしまう．「くそー，耳くそ～，mimics～♪」とダジャレを吐いても後の祭りなのだ．頭部 CT で出血がなければ盲目的に rt-PA 投与しちゃえなんていう無策ではいけない．脳梗塞疑いの約 1/4 は mimics だと考えていい．ちなみに非脳梗塞っぽい顔をしてやってきて，実は脳梗塞だったというのは脳梗塞カメレオンという．

　さて，ポストレジデントのみんなもまさかまさかの脳梗塞 mimics の落とし穴に陥らないように気をつけろ…．

 患者B　66歳　男性　　　　　　　　　　　脳梗塞 mimics（大動脈解離）

　救急隊より，パチンコ店で倒れた患者 B を搬送するという一報が入った．急性発症の右片麻痺という．「フィーバーでもあたってたなら，ここで移動させられるのは嫌だろうなぁ」と余計な心配をしつつ，研修医 K は待ち構えていた．よし，今なら rt-PA 投与に間に合いそうだ．急げや急げ，ホイサッサ♪ 頭のなかはコードブルーの BGM が流れはじめた．（すぐにバイタルサインを確認して，血糖測定して，CT 行って，rt-PA）と心のなかで何度も何度も反芻した．

　患者 B は確かに右片麻痺，話しかけても不穏が強く「ウゴウゴ」と言うのみで話が通じない．研修医 K は「これは失語か」と考え，手順通りテキパキ対応した．頭部 CT では出血を認めなかった．脳神経内科をコールし，rt-PA を注射器に詰めはじめた．

　そこで上級医 H が「ちょっとすみませんよ～」と，ホイホイ出てきて超音波プローブを手にとった．

上級医 H 「アレ？ 頸動脈裂けてますよ．あ～ぁ，これ大動脈解離だわ…脳梗塞 mimics だ」

　研修医 K は rt-PA を握りしめた手がワナワナと震えるのを見ながら，体感温度が 5℃ほど下がるのを感じるのであった．

研修医K

「あれ？ 痛いところはないですかってちゃんと聞いたんですけど．変に不穏で，会話が成り立たなかったので…血圧の左右差くらい確認しておけばよかったかなぁ…」

脳梗塞mimicsは多彩！

　脳梗塞mimicsは報告によってさまざまだが，脳梗塞が疑われた症例のうちおおよそ1～33％を占める．報告によってさまざまだが20～30％の報告が多い．神経内科の専門施設では1～2％とそんなに騙されてないよという感じ．さすが餅は餅屋！ 時間がはっきりわかるような発症で神経局在所見を示す場合は圧倒的に脳梗塞寄りの所見といえる．

　やはり若年者や女性，痙攣，リスクファクターの低い（高血圧がない，脂質代謝異常がない，心房細動がない）場合は脳梗塞mimicsの可能性が高くなる．パレステジア（チリチリピリピリしたしびれ）はOR 10，胸痛はOR 16.7で脳梗塞mimicsとなる．脳梗塞mimicsを鑑別するポイントはいろいろ報告されているが，これさえわかればOKという簡単なものではないんだよね．

　Aliらは TeleStroke Mimic（TM）-Score と称して6つの指標を計算し，脳梗塞mimicsの同定を提唱している（表1）．TM scoreが高ければ高いほど脳梗塞の可能性が高い．年齢は×0.2点とカウントし，ほかの指標とあわせて合計点を出す．痙攣があったらむしろ脳梗塞ではない可能性が高くなる．心房細動や顔面神経麻痺があればかなり脳梗塞の可能性が濃厚ということになるね．ただし何点なら脳梗塞を除外できるというクリアカットな指標を提示しているわけではないのがイマイチで使いにくいところ．結局NIHSSも計算するんかい！ と思った人…その通りなんだけど，面倒くさくてもNIHSSはやっぱり世界標準指標なので計算しないといけないんだ．

脳梗塞mimicsにはどんなものがあるのか？

　脳梗塞mimicsでは特にてんかん発作後のTodd麻痺，低血糖，精神疾患，薬剤は頻度が高い．てんかん発作後のTodd麻痺は確かに麻痺症状を呈するので，てんかん発作の現場を見ていない人にとってはまさしく脳血管障害に見えるのは当然だ．精神疾患患者の麻痺や意識障害

表1　TeleStroke Mimic（TM）-Score

指標	点数	合計点数	脳梗塞mimics の確率
年齢	年齢×0.2	5点	66％
心房細動	6	10点	50％
高血圧	3	15点	36％
痙攣	−6	20点	25％
顔面麻痺	9	25点	16％
NIHSS＞14点	5	30点	8％

文献9より作成．

は慣れていないとなかなか難しいかもね（Clin Neurol Neurosurg, 196：105840, 2020）．

　低血糖でも4.2％は麻痺が出る（Ups J Med Sci, 117：347-351, 2012）．右片麻痺の方が多いらしく，麻痺が出ると血糖値は30 mg/dLまで下がっていることがある．通常血糖値＜55 mg/dLで異常だが，糖尿病患者さんの場合は血糖値＜70 mg/dLで異常と判断する（J Emerg Med, 52：176-183, 2017）．治しうる原因を早く治すことが重要であり，**意識低下を伴い麻痺がある場合は何が何でも血糖測定からアプローチするのは大鉄則**だ．

　顔面神経麻痺も顔面半分すべて麻痺であれば，末梢性の顔面神経麻痺なので脳梗塞や一過性脳虚血発作（transient ischemic attack：TIA）ではない〔前回・連載第201回（2020年8月号）も参照〕．これを間違えて「rt-PAを急げ〜」と紹介されることは案外「救急あるある」だよね．中枢性顔面神経麻痺ならおでこの皺は寄せることができる（おでこは両側支配のため）ので，ポストレジデントのよい子の皆さんはこの点はしっかり確認しましょうね．でも，それを見つけて「あぁ，それよく間違えて紹介されるんですよね．アハハ」なんて偉そうに（？）解説するようなことはしてはいけない．共感的に「脳梗塞ではないですから，よかったですね」と優しく話してあげよう．後医は名医，上から目線で得られるのはその場の優越感だけで，結局は器の小ささを証明することになるんだよ．

　敗血症など感染症も，既往歴に脳血管障害があると代謝の左右差が生じて麻痺など神経局在所見が出ることがある．また敗血症による脱水でも血液濃縮が起こり，脳梗塞になりやすくなる．敗血症はmimicsのことも，本物のこともあるから厄介だね．

　脳梗塞と思いきや，MRIでも脳梗塞がひっかからない場合，「おぉ，このポストレジデントは一味違うな！」と言わせるために，脳梗塞mimicsも系統立てて検索できるようになっておきたい．そこでDr. 林の脳梗塞mimicsの覚え方"Dr. MIMICS"をマスターしよう（表2）．この暗記法を覚えて，またはしっかりメモしておいて，実臨床で生かそうね．"I"の"ill"だけ無理やり感があるのはご愛敬ということで…（-_-;)

表2　Dr. 林の脳梗塞 mimics "Dr. MIMICS"

D	dissection	**大動脈解離**，椎骨動脈解離，内頸動脈解離，中大脳動脈解離
R	RCVS, PRES	可逆性脳血管攣縮症候群（RCVS） 可逆性後頭葉白質脳症（PRES）
M	mental	**精神疾患**
I	infection	感染症
M	metabolic	代謝性（**低血糖**，高血糖，肝性脳症，Wernicke脳症，高・低ナトリウム血症，ミトコンドリア脳症など），薬剤性，アルコール
	migraine	片頭痛（前兆を伴う）
I	ill nerve or vascular	末梢神経障害ニューロパチー，血管炎（全身性エリテマトーデス，Behçet病など）
C	CNS tumor	脳腫瘍
S	seizure	てんかん（Todd麻痺）

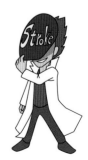

RCVS：reversible cerebral vasoconstriction syndrome
PRES ：posterior reversible encephalopathy syndrome
CNS　：central nervous system（中枢神経系）

やっぱり見逃したくない大動脈解離

　日本では脳梗塞全体の1.09％だけが大動脈解離を合併しているという（Cerebrovasc Dis, 42：110-116, 2016）．確かに脳梗塞全体からみれば，大動脈解離の合併は稀なんだ．ただし大動脈解離の17％は神経所見を呈する（JAMA, 287：2262-2272, 2002）．

　海外の脳梗塞mimicsではあまり大動脈解離は報告されていないが，岡野らの報告では日本では**脳梗塞mimicsの9.5％を大動脈解離が占める**．脳梗塞mimicsの約1割が大動脈解離と考えれば，高齢化社会の日本では，体感的にはこれくらい結構多い感じはするね．

　大動脈解離なら痛みくらい訴えるでしょ〜？　と思ったら…高橋らの症例報告2例ではどちらも痛みを訴えていないのが恐ろしいところ．古賀らの報告では**脳梗塞を合併した大動脈解離の52％は胸痛も背部痛も訴えない**．ほかにも，大動脈解離の6.4〜12％は痛みを訴えない（Mayo Clin Proc, 79：1252-1257, 2004／J Emerg Med, 15：859-867, 1997），痛みのない大動脈解離は，11％は脳梗塞を呈する（Mayo Clin Proc, 79：1252-1257, 2004）といった報告がある．**痛みがなかったら大動脈解離ではないだろうと思ってはいけない**．意識障害は78％に生じる．私の印象としては患者さんは不穏であったり，やけにぽわーっと嬉しそうな表情をしていることが多い．きっとあまりの痛みで内因性エンドルフィンが出ているんじゃないかなぁ．時間が経つと痛みを訴えるようになることもあるんだよね．

　失神患者も要注意．Stanford A型大動脈解離の6〜13％は失神で来院する（Am J Med, 113：468-471, 2002／Stroke, 38：292-297, 2007／JAMA, 283：897-903, 2000）．失神で来院した大動脈解離患者の12〜17％は痛みを訴えない（J Emerg Med, 15：859-867, 1997／Mayo Clin Proc, 79：1252-1257, 2004．80％という報告もあるが，たった4例で80％というのはちょっと数が少なすぎるので参考までに：Circ J, 75：59-66, 2011）．痛みのない大動脈解離は失神で来院することが多く（34％），痛みがある大動脈解離では失神になるのはたったの12％だけ．失神怖い．

　Stanford A型大動脈解離の60％以上で血圧上昇を認めないのに対して，Stanford B型大動脈解離では70％以上が高血圧（収縮期血圧＞170 mmHg）を呈する．脳梗塞はペナンブラを救うべく血圧が高くなるはずなので，**脳梗塞にしては血圧が高くない場合は，大動脈解離を疑うべし**．

　血圧左右差の感度なんて38％しかなく，血圧左右差がないから大動脈解離はないよね，なんて考えるとOR 35.76で見逃しやすくなる．また胸部X線で上縦郭拡大所見の感度も31％しかないので，それがないことを根拠に大動脈解離を除外すると見逃しORは33.16と，なんともはや怖いことになる（Am J Emerg Med, 30：1622-1626, 2012）．**血圧左右差や胸部X線の上縦郭拡大なしは，特異度が高いだけで，決して除外の手掛かりにしてはいけない**．

　大動脈解離で麻痺が出る場合，まず内頸動脈に解離が及んでいるはずなので，**片麻痺患者をみたら常に内頸動脈を超音波で確認する癖をつけると大動脈解離の見逃しをかなり避けることができる**．これなら簡便にできるし，「ボーっと生きてんじゃねぇよ」とチコちゃんに叱られることはないだろう．前述の古賀らの報告によると，頸部超音波の感度は84％，特異度は99％という．

　またD-dimer（＞4.1 μg/mL）は感度100％，特異度86％なので，すぐにD-dimerができる施設であれば考慮したい．

　アメリカ神経学会のガイドライン2018では，時間を無駄にしたくないという理由でルーチ

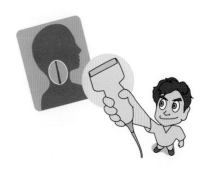

ン検査は推奨していない（Stroke, 49：e46-e110, 2018）．一方オーストラリアのガイドラインではCT, MRIの際に大動脈弓部から頭部にかけての検査を推奨している（Stroke Foundation：Clinical Guidelines for Stroke Management. 2017）．

大動脈解離を見逃してrt-PAを注射して死亡してしまったという症例報告は散見される（脳卒中, 30：443-444, 2008）．報告した人は勇気があって素晴らしい．Zinkstokらや Arttoらは脳梗塞mimicsにrt-PAを打っても合併症は増えないので安全と報告しているが，彼らの研究の脳梗塞mimicsには大動脈解離が含まれていないので全く信用がおけないんだ．

> **片麻痺の患者がやってきた！ 脳梗塞mimicsの大動脈解離かも！**
> ● 脳梗塞を伴う大動脈解離の52％は胸痛も背部痛もない！
> ● 脳梗塞にしては血圧が高くないときは，大動脈解離かも！
> ● 失神で来院した大動脈解離患者の12～17％は痛みを訴えない！
> ● 脳梗塞疑い患者全例（痛みがなくても）で，頸動脈に超音波プローブを当てるべし！

痙攣，てんかんの脳梗塞mimics：痙攣後朦朧状態，Todd麻痺

痙攣やてんかんは脳梗塞mimicsの約20％を占める．確かに痙攣後の朦朧状態やTodd麻痺を見たら脳血管障害を考えたくなるよねぇ．痙攣の目撃があればそれほど診断は難しくない．脳梗塞や脳出血の既往があれば，同部位が痙攣発作のフォーカスになりうる（J Stroke Cerebrovasc Dis, 26：1787-1792, 2017）．またてんかんの既往（内服忘れが多い），不随意運動，舌縁咬症，痙攣後朦朧状態，失禁などを確認すれば，これまた診断は難しくない（Pract Neurol, 14：23-31, 2014）．ただし，舌縁咬症は，特異度は96％と高いものの感度は33％と低く，除外には使えない（Seizure, 21：568-572, 2012）．尿失禁の感度は38％，特異度は57％しかない（Seizure, 22：85-90, 2013）．現代のMRIでは拡散強調画像ではてんかんは異常所見がみられず，むしろ血流が増えていることが多いため，脳梗塞との鑑別には困らない時代になった．

頭痛があったら要注意

意外や意外，脳梗塞やTIAで頭痛を伴うのはそれほど珍しいわけではないという．Lebedevaによると TIA発症時に13.3％は新規の質の頭痛を訴えるという．TIA患者は片頭痛をもっている割合が20.8％と多く，TIAのストレスで頭痛が起こりやすいこともあるだろうね．**脳梗塞も6～44％で頭痛を訴える**ものの，欧米と比べてアジア人では頭痛は比較的少ないようだ．ERでの頭痛患者の重大な見逃し神経疾患はたったの0.5％だが，その内訳で多かったのはなんと脳梗塞（18.1％）だった（Ann Emerg Med, 74：549-561, 2019）．やはり脳梗塞は基本頭が痛くないと習ってたもんなぁ…．後方循環の脳梗塞や女性の場合は頭痛を訴えることが

多い．そうはいうものの，海外は日本ほどMRIのアクセスがよくないので，RCVSなど見逃しているんじゃないかなぁと勘ぐってしまうのは私だけ？

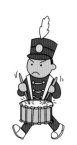

1）片頭痛の脳梗塞 mimics

　脳梗塞 mimics として片頭痛は，てんかん，精神疾患に続いて3番目に多い．脳梗塞 mimics の12.24％を片頭痛が占める．片頭痛の前兆（aura）は，感覚の異常を呈することが多いが，麻痺を呈することもある．MRIで血流が正常であるため脳梗塞を除外可能だ．

　ただし症状がとれてしまうと，今度はTIAとの鑑別が大事になる．片頭痛では，既往歴や家族歴が手掛かりになる．頭痛を伴わない前兆を伴う片頭痛なんて，TIAと区別するのは至難の業だ．カギとなる合言葉は，"migraine marches！"だ．片頭痛の前兆といえば，spreading depression theory があり，これはさざ波のように脳を伝搬していく刺激により神経症状を呈するというもの（Lancet Neurol, 9：309-317, 2010）．つまり神経局在所見が動くのが片頭痛の前兆の特徴．だからマーチング（marching）なのだ．TIAは血管が詰まって症状が出るわけだから，神経局在症状が動き回るはずがない．視野欠損があれば前兆を伴う片頭痛のことが多い（頭痛を伴わない前兆を伴う片頭痛の63％，前兆を伴う片頭痛の41％，TIAの10％）．

　また神経欠落所見が初期症状であるのはTIAの94％を占めたのに対して，頭痛を伴わない前兆を伴う片頭痛では19％，前兆を伴う片頭痛では38％であった．

　脳幹性前兆を伴う片頭痛では，① 構音障害，② 回転性めまい，③ 耳鳴り，④ 難聴，⑤ 複視，⑥ 感覚障害に起因しない運動失調，⑦ 意識レベルの低下のうち2つ以上を呈する．脱力は運動失調に含めない，動揺性めまいは回転性めまいに含めない，耳閉感は耳鳴りとはみなさないなど細かい基準がある．昔は脳底片頭痛と呼んでいたが，脳底動脈の関与は低いため，脳幹性前兆を伴う片頭痛というのが正しい．呼び名がどんどん変わって，ややこしいねぇ．

　前兆として運動麻痺がある場合は**片麻痺性片頭痛**という．**前兆が運動麻痺だけのことはなく，必ず視覚症状，感覚症状，言語症状のうちどれか1つを伴う**．麻痺は片頭痛と同様多くは72時間以内には治ってくる．「フランケンシュタイン」の著者メアリー・シェリーは激しい頭痛もちで右片麻痺を伴い，会話も困難になることをくり返したそうで，当時は精神疾患や脳腫瘍が疑われたが，現代の医学と照らし合わせると片麻痺性片頭痛であったのではないかという（Lancet Neurol, 17：305, 2018）

　家族性片麻痺性片頭痛は第1〜2度近親者に1人はいて，遺伝が指摘されている．典型的前兆に加えて，脳幹症状を伴うことが多く，頭痛もほぼ必発である．家族歴がなければ孤発性片麻痺性片頭痛という．孤発例ではHaNDL症候群（後述）を除外するために腰椎穿刺が必要となる．

　麻痺を伴う片頭痛の場合，トリプタン製剤は血管を収縮させてしまうので，禁忌となっていることに注意されたい．

　片頭痛については連載第193〜195回（2019年12月号〜2020年2月号）もチェックしてみてね．

> ### 片頭痛とTIAの鑑別
> - migraine marches！神経局在所見がさざ波のように広がり，消えていくのが片頭痛前兆の特徴だ
> - 視野欠損があれば，片頭痛のことが多い

2）その他の動脈解離：椎骨動脈解離，内頸動脈解離，中大脳動脈解離

　椎骨動脈解離は，解離部の血流低下により血栓を生じやすく，その血栓が飛んで後方循環のTIAや脳梗塞をきたす．後方循環のTIAをくり返すときは必ず椎骨動脈解離を探しにいかないといけない．血管が細いから血栓も小さく，TIAになっても溶けてくり返すんだよね．特に，頸部の外傷歴，血管炎，結合織疾患，妊婦・産褥婦の場合はリスクが高くなる．内頸動脈解離は脳梗塞や網膜梗塞，中大脳動脈解離は片麻痺を生じやすい．解離を起こしてから10時間〜2週間して神経症状が出ることが多く，来院時には頭痛を必ずしも伴わないので注意したい．中大脳動脈解離の症例で病的に笑うという主訴で来院した患者がいるという症例報告がある（J Emerg Med, 55：707-709, 2018）．これって脳梗塞mimicsというより，精神疾患を想起しちゃうよねぇ．TIAをくり返すなら，どこか血管が解離して狭くなっていないか，以前に頭痛がなかったか注意深く病歴をとろう．

> ### 解離によるTIA，脳梗塞はないか
> - TIAをくり返したら，もしかしたら脳の血管が狭い（解離）かも

3）RCVS・PRES

　可逆性脳血管攣縮症候群（reversible cerebral vasoconstriction syndrome：RCVS）は脳の太い血管が攣縮して（MRI：strings and beads sign），最初の1週間はくり返す雷鳴様頭痛（94％）になることが多く，1〜3カ月で治り，再発は稀（Eur J Radiol, 96：133-144, 2017）．必ずしも最初はCTやMRIでは異常が指摘されない（最初は55％は正常，Arch Neurol, 68：1005-1012, 2011）．雷鳴様頭痛で来院した患者さんのCT，MRIが正常でも否定はできない．雷鳴様頭痛をくり返したら必ず疑うべし．RCVSは20〜50歳代の女性に多く，労作，入浴，シャワー，性行為，手術，薬剤，妊娠・産褥期などで誘発される．匂い刺激や味覚刺激でも頭痛が誘発される．初期は出血の合併症が多く，くも膜下出血（subarachnoid hemorrhage：SAH）（22％），その後**虚血の合併症としてTIA（16％）や脳梗塞（7％）が起こる**．この場合の脳梗塞は血流の少ない分水嶺領域に多い．SAHが少ないのに，神経所見が派手な場合はRCVSを考慮しよう．MRIの進歩に伴い診断しやすくなったところもあり，以前の報告では頭痛を伴う脳梗塞のなかにかなりRCVSを見逃していたんじゃないかしら？

　可逆性後頭葉白質脳症（posterior reversible encephalopathy syndrome：PRES）は雷鳴様頭痛になることは少ないが，視覚異常（20〜67％），神経局在所見（5〜15％）などを呈する（Lancet Neurol, 14：914-925, 2015／J Neurol, 264：1608-1616, 2017）．

RCVSやPRESの詳細は連載第192回（2019年11月号）を読んでね.

4) これ知ってるか症候群！？

脳梗塞＋頭痛と思ったら，こんなニッチな疾患もあるんだよね．とは言えシマウマ探しする前に，よくある疾患を探すほうが先なんだよ.

① HaNDL症候群

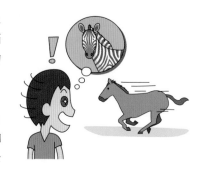

HaNDL〔headache and neurological deficits with cerebrospinal fluid (CSF) lymphocytosis〕症候群とは脳脊髄液リンパ球増加症候群による一過性の頭痛と神経学的欠損をいう．1995年に提唱された疾患で，女性に多く（70％），若年者（平均25歳）に多い（Eur J Neurol, 23：1235-1240, 2016）．特筆すべきは，HaNDL症候群のほとんどで片頭痛の既往がないことだ．髄液のリンパ球が増加（＞15/μL，ただし≦760/μL）しているが，ウイルスなど感染の関与は証明されておらず，その機序はよくわかっていない．脳脊髄内の圧は上昇（ただし＜400 mmH2O）し，髄液タンパクも上昇する（ただし＜250 mg/dL）.

神経症状としては視覚症状は稀（＜20％）だが，① 片側感覚異常（3/4），② 発語障害（2/3），③ 片麻痺（1/2）のどれかが4時間以上持続し，片頭痛様頭痛を伴う発作が1〜12回くり返され，3カ月で自然に治る（国際頭痛分類 第3版 beta版）．発作は数時間〜12時間（24時間以上のことも）持続する．神経所見として錯乱を呈する症例も報告されている（Neurologia, 34：536-542, 2019）．CTやMRIは非発作時は正常．発作時は遅発性脳灌流と2本以上の脳動脈狭窄を認める.

② SMART症候群

SMART（stroke-like migraine attacks after radiation therapy）症候群とはずいぶん昔に放射線治療を行い，悪性疾患の再発がないにもかかわらず，脳卒中様症状（一側の皮質症状：錯乱，片麻痺，痙攣など）と頭痛を生じ，数週間で治ってしまう疾患のこと（Radiol Case Rep, 12：610-614, 2017）．ガドリニウムMRIで皮質の線状増強効果が表れ，これも症状軽快とともに自然に治ってくる．SMART症候群はあくまでも除外診断であり，名前ほどスマートには診断できないのが玉にきず.

③ MELAS症候群

MELAS（mitochondrial myopathy, encephalopathy, lactic acidosis, stroke-like episodes）症候群とはミトコンドリア脳筋症の一型で，遺伝子点変異を起因とする稀な疾患である．15歳未満が患者全体の約70％を占め，脳卒中様症状とけいれんが初発症状であることが多く，乳酸アシドーシスを呈する.

Check！文献

1) Vilela P：Acute stroke differential diagnosis：Stroke mimics. Eur J Radiol, 96：133-144, 2017（PMID：28551302）

　↑ **必読文献**．脳梗塞mimicsのレビュー．とてもよくまとまっているので，読みましょう．

2) Dupre CM, et al：Stroke chameleons. J Stroke Cerebrovasc Dis, 23：374-378, 2014（PMID：23954604）

　↑ 94例の脳梗塞mimicsの分析．意識障害，失神，高血圧緊急症，感染症，冠動脈疾患の順に多かった．

3) Hextrum S & Biller J：Clinical Distinction of Cerebral Ischemia and Triaging of Patients in the Emergency Department：Mimics, Wake-ups, Late Strokes, and Chameleons. Neuroimaging Clin N Am, 28：537-549, 2018（PMID：30322591）

　↑ **必読文献**．この論文では脳梗塞mimicsは脳梗塞のように振る舞う非脳梗塞疾患のことをいう．脳梗塞カメレオンは，非脳梗塞疾患のように振る舞う脳梗塞のことである．あ〜，ややこしい．脳梗塞疑いの1.8〜38％は脳梗塞mimicsだという．

4) Nguyen PL & Chang JJ：Stroke Mimics and Acute Stroke Evaluation：Clinical Differentiation and Complications after Intravenous Tissue Plasminogen Activator. J Emerg Med, 49：244-252, 2015（PMID：25802155）

　↑ 脳梗塞mimicsのreview．パレステジアはOR 10，胸痛はOR 16.7で脳梗塞mimicsである可能性が高く，神経局在所見としての麻痺はOR 4.15で脳梗塞である可能性が高い．

5) Goldstein LB & Simel DL：Is this patient having a stroke? JAMA, 293：2391-2402, 2005（PMID：15900010）

　↑ JAMAのRational Clinical Examinationシリーズ．顔面神経麻痺，Barre徴候，失語・構語障害は脳梗塞発見に役立つ．その他急な視野障害，複視，しびれ，筋力低下，体位に関連しないめまいは，評価者間の一致率が高かった．13％は脳梗塞mimicsなんだ．

6) Merino JG, et al：Predictors of acute stroke mimics in 8187 patients referred to a stroke service. J Stroke Cerebrovasc Dis, 22：e397-e403, 2013（PMID：23680681）

　↑ 30％が脳梗塞mimicsであった．若年，女性にmimicsが多い傾向にあった．既往歴（高血圧，脂質代謝異常症，心房細動）がないことも脳梗塞mimicsの可能性を上げる．

7) Paola C, et al：Functional neurological disorders miming a stroke：management in the acute phase. Clin Neurol Neurosurg, 196：105840, 2020（PMID：32526485）

　↑ 精神疾患による脳梗塞mimicsのreview．精神疾患の場合特徴的な病歴や特殊な動きに着目して鑑別していく．急に最高潮の症状に達したり，二次利得があったりなど．HooverテストやドロップテストなどＴ診察法はいろいろあるんだよね．

8) Hand PJ, et al：Distinguishing between stroke and mimic at the bedside：the brain attack study. Stroke, 37：769-775, 2006（PMID：16484610）

　↑ 脳卒中疑い350人のうち31％が脳梗塞mimicsであった．8項目が鑑別に役立つ〔既存の認知機能低下OR 0.33，明確な発症時間OR 2.59，明確な神経局在所見OR 7.21，血管系異常OR 2.54，ほかの身体異常所見ありOR 0.44，NIHSS＞10 OR 7.23，左右差OR 2.03，Oxfordshire Community Stroke Project（臨床所見から，脳梗塞のどの部位が障害を受けたか予測する分類）OR 5.09，ROC 0.87〕．血管系異常とは，収縮期血圧＞150 mmHg，心房細動，弁膜症．ほかの身体異常所見とは呼吸器異常や腹部異常のことだが，曖昧すぎていい指標とはいえない．

9) Ali SF, et al：The TeleStroke mimic (TM) –score：a prediction rule for identifying stroke mimics evaluated in a Telestroke Network. J Am Heart Assoc, 3：e000838, 2014 (PMID：24958778)

　↑829人の患者から脳梗塞mimicsを見つけるTeleStroke mimic score（TM score）を考案し，332人で内的検証，226人で外的検証を行った．22〜24％の脳梗塞mimicsを認めた．TM scoreのAUCは0.71〜0.77となかなかいいかも．

10) Ali SF, et al：Validating the TeleStroke Mimic Score：A Prediction Rule for Identifying Stroke Mimics Evaluated Over Telestroke Networks. Stroke, 49：688-692, 2018 (PMID：29374105)

　↑前述Ali先生のTM scoreの外的検証追試研究．32.6％が脳梗塞mimicsであった．TM scoreのAUCは0.72で，前回報告同様なかなかいいでしょという報告．

11) 岡野雄一，他：急性期脳卒中疑いで救命センターを受診したstroke mimics症例の臨床的特徴．日本救急医学会雑誌，28：190-199，2017

　↑熊本赤十字病院の岡野先生の報告．2006年から2015年の間でrt–PA適応時間内に救急受診した脳卒中疑い症例のうち，8.8％が脳梗塞mimicsだった．脳梗塞mimicsは，てんかん20.4％，精神科疾患15.3％，低血糖10.9％，大動脈解離9.5％，失神6.6％，敗血症6.6％，中毒5.8％であった．多変量解析にて脳梗塞mimicsの鑑別因子は，収縮期血圧140 mmHg以下，NIHSS 5点以下，糖尿病既往あり，不整脈既往なし．海外の報告と比べて大動脈解離の頻度が高いのはやはり高齢者社会を反映しているんじゃないかなぁ．

12) Koga M, et al：Acute ischemic stroke as a complication of Stanford type A acute aortic dissection：a review and proposed clinical recommendations for urgent diagnosis. Gen Thorac Cardiovasc Surg, 66：439-445, 2018 (PMID：29948797)

　↑**必読文献**．脳梗塞を呈する大動脈解離のreview．日本語でも同様な報告をされている（脳卒中，40：432-437, 2018）．脳梗塞を伴う大動脈解離の52％は痛みを伴わないというものの，52％といっても12人だけなので，小規模研究の弱みはある．78％（18例）は意識障害を呈した．胸痛も背部痛もなし，右上肢の収縮期血圧が110 mmHg以下を呈することもある．上肢の収縮期血圧左右差（＞17 mmHg）の感度は80％，特異度は75％．D–dimer（＞4.1 μg/mL）の感度は100％，特異度86％．胸部X線での上縦郭拡大の感度は75％，特異度は76％．頸動脈超音波の感度は84％，特異度は99％．心嚢液貯留は感度43％，特異度100％．

13) Libman RB, et al：Conditions that mimic stroke in the emergency department. Implications for acute stroke trials. Arch Neurol, 52：1119-1122, 1995 (PMID：7487564)

　↑1990年から2年間で救急外来を受診した当初脳梗塞が疑われた411人のうち78人（19％）が脳梗塞mimicsであった．意識低下，眼球運動正常の場合誤診することが多く，視野障害，拡張期血圧上昇（＞90 mmHg），心房細動，狭心症の既往は見逃しを減らす傾向にあった．ただこのクライテリアを使っても感度はたったの21％で特異度は96％．除外には使いものにならず．

14) Allder SJ, et al：Limitations of clinical diagnosis in acute stroke. Lancet, 354：1523, 1999 (PMID：10551501)

　↑古い研究だが，MRI（来院から平均11時間後に撮影）と比較して前方循環の脳梗塞の臨床予測と比較．正診率は70％だけ．誤診は8.5％で，代謝異常，脳底型片頭痛，解離障害，アルコール離脱であった．

15) Harbison J, et al：Diagnostic accuracy of stroke referrals from primary care, emergency room physicians, and ambulance staff using the face arm speech test. Stroke, 34：71-76, 2003（PMID：12511753）

↑脳梗塞疑い487人中，脳梗塞mimicsは131人（26.9％）であった．救急隊ルートでは23％，ERでは29％，プライマリ・ケア医では29％の誤診率であった．救急隊のシンシナティルール（顔面神経麻痺，上肢Barré徴候，構語障害）では正診率は79％であった．mimicsで多かったのは，痙攣，感染症，錯乱，心血管性失神，脳腫瘍であった．なんと救急隊の方が正確に脳梗塞を見つけていたというが，前方循環をたくさん見つけており，後方循環までは手が回っていないので，それだけで質がいいかどうかはいえない．

16) Zinkstok SM, et al：Safety of thrombolysis in stroke mimics：results from a multicenter cohort study. Stroke, 44：1080-1084, 2013（PMID：23444310）

↑5,581人の脳梗塞疑い患者にrt-PAを投与し，そのうち100人（1.8％）が脳梗塞mimicsであった．rt-PAによる脳出血率は脳梗塞患者が7.9％であったのに対して，脳梗塞mimicsでは脳出血はたったの1.0％であった．だから診断外しても大丈夫…という結論だが，大動脈解離にrt-PAを打ったら脳出血じゃない死因になるんだけどね．この研究のなかのmimicsには大動脈解離の症例はゼロ！結構日本では片麻痺でやってくる大動脈解離はいるけどね．

17) Long B & Koyfman A：Clinical Mimics：An Emergency Medicine-Focused Review of Stroke Mimics. J Emerg Med, 52：176-183, 2017（PMID：27780653）

↑脳梗塞mimicsのreview．脳梗塞疑いの31％は脳梗塞mimics．痙攣（OR 4.59）や失語（OR 2.55），胸痛（OR 16.7），パレステジア（OR 10）はmimicsに多い．

18) Artto V, et al：Stroke mimics and intravenous thrombolysis. Ann Emerg Med, 59：27-32, 2012（PMID：22000770）

↑985人のrt-PA投与した脳梗塞疑い患者のうち，1.4％は脳梗塞mimicsだった．脳梗塞mimicsにrt-PAを注射しても大出血の合併症はゼロで安全と報告．脳梗塞mimicsはたったの14例で大動脈解離症例は含まれておらず，これは日本では適応できない．

19) Takahashi C & Sasaki T：Consideration of two cases of ascending aortic dissection that began with stroke-like symptoms. Case Rep Neurol Med, 2015：829756, 2015（PMID：25664193）

↑大動脈解離の2例報告．意識障害と一側下肢のみの麻痺で来院した血圧が異様に低かった79歳の症例と，意識障害と片麻痺で来院した72歳の症例．どちらの症例も痛みを訴えていなかった．日本は超高齢社会なのでこういう症例って結構多い気がする．

20) Chua M, et al：Acute aortic dissection in the ED：risk factors and predictors for missed diagnosis. Am J Emerg Med, 30：1622-1626, 2012（PMID：22306397）

↑68例の大動脈解離のうち，38.2％の誤診例を分析した小規模スタディ．血圧左右差なしでOR 35.76，上縦郭拡大なしでOR 33.16と見逃しやすい．年齢，性別，高血圧は見逃しとは関係なかった．

21) Terrin A, et al：When migraine mimics stroke：A systematic review. Cephalalgia, 38：2068-2078, 2018（PMID：29661036）

↑脳梗塞mimicsの12.24％を片頭痛が占める．不適切にrt-PA投与されてしまった脳梗塞mimicsのうち18％を片頭痛が占めた．

22) Lebedeva ER, et al：Headache in transient ischemic attacks. J Headache Pain, 19：60, 2018（PMID：30054753）

↑120人のTIA患者を分析．TIAの患者には，対照群（ただの腰痛患者を対象とした）と比べて，片頭痛をもつものが多かった（20.8％ vs 7.8％）．TIA発症時に13.3％は新規の質の頭痛を訴えた．後方循環のTIAの際はより頭痛を訴えることが多い．

23) Fogang Y, et al : Transient Neurologic Deficits : Can Transient Ischemic Attacks Be Discriminated from Migraine Aura without Headache? J Stroke Cerebrovasc Dis, 24 : 1047-1051, 2015 (PMID : 25817627)

↑TIAと片頭痛前兆の鑑別はなかなか難しい. TIAは平均年齢65.41歳, 頭痛を伴わない前兆を伴う片頭痛が50.41歳, 前兆を伴う片頭痛が40.56歳であり, TIAの方が年配に多かった. 喫煙, 高血圧, 脂質代謝異常もTIAに多い傾向にあった. 視野欠損はむしろ頭痛を伴わない前兆を伴う頭痛に多く（63％）, 前兆を伴う頭痛で41％, TIAで10％だけであった. 神経欠落所見が初期症状であるのはTIAの94％を占めたのに対して, 頭痛を伴わない前兆を伴う片頭痛では19％, 前兆を伴う頭痛では38％であった.

24) Harriott AM, et al : Headache after ischemic stroke : A systematic review and meta-analysis. Neurology, 94 : e75-e86, 2020 (PMID : 31694924)

↑脳梗塞で頭痛になるのは, 6～44％とそんなに珍しくない. 頭痛を訴えるのは欧米では多いが, 中東やアジアでは少ない. 頭痛を訴えやすいのは, 後方循環（OR 1.92）, 女性（OR 1.25）であった.

25) Oliveira FAA & Sampaio Rocha-Filho PA : Headaches Attributed to Ischemic Stroke and Transient Ischemic Attack. Headache, 59 : 469-476, 2019 (PMID : 30667047)

↑脳梗塞の7.4～34％, TIAの26～36％に頭痛を伴う. 若年, 片頭痛もち, 広範囲脳梗塞, 後方循環, 皮質の脳梗塞で頭痛を伴うことが多かった.

26) Sattar A, et al : Systematic review of reversible cerebral vasoconstriction syndrome. Expert Rev Cardiovasc Ther, 8 : 1417-1421, 2010 (PMID : 20936928)

↑RCVSのreview. 平均42歳で発症し, 再発は稀. くり返す雷鳴様頭痛（94％）が特徴的. SAH合併は22％, 脳梗塞合併は4％. TIAは16％. TIAとしては視野障害が最も多く, 半側感覚障害, 失語, 片麻痺と続く. 10％はMRIでPRESと同じ画像となる. PRESとはオーバーラップがあるということ.

No way！アソー！モジモジ君の言い訳

~そんな言い訳聞き苦しいよ！
No more excuse！No way！アソー（Ass hole）！

×「えーまじっすか！大動脈解離って本当ですか. もうrt-PA詰めちゃったんですけど」

→高価な薬を注射器に詰める前に, 内頸動脈の超音波くらいささっとする癖をつけておけば, いざというときに大動脈解離を見逃すことはなかったのだ. そのバイアル廃棄処分だけど, 勉強代高くついたねぇ.

×「えーまじっすか！大動脈解離って本当ですか. でもどこも痛いところはないって言ってたんすよ」

→相変わらず口の利き方を知らないねぇ, 君は. 無痛性の大動脈解離は, 失神や脳梗塞疑いで来院することが多いんだ.

×「頭痛はないって言ってたんですよ…もう症状とれたんだし，TIAでいいんじゃないですか？」

→神経所見がさざ波のように広がって消えるのは，migraine marchesなのだ．頭痛を伴わない前兆を伴う片頭痛ってことだね．ほら，片頭痛の既往もあるし，家族歴もある．さらに発作時には動くとつらいと訴え，めちゃくちゃ顔色が悪く，目をつぶって（光過敏）いたじゃないか．

×「この脳梗塞の患者さん，2週間前から雷鳴様頭痛をくり返し何度も救急に来ていたらしいんですよ」

→くり返す雷鳴様頭痛はRCVSの特徴．CTやMRIが大丈夫だからといって，安易に片頭痛と判断されてしまったのか…トリプタン製剤は余計血管を収縮させてしまうので，脳梗塞に進展しやすくなってしまったんじゃないかな．困った…早期に発見して血管拡張薬を使いたかった．画像に頼りすぎちゃいけないのがRCVSなんだ．

林　寛之（Hiroyuki Hayashi）：福井大学医学部附属病院救急科・総合診療部

コロナ禍でオンライン授業やオンライン実習となってなんと忙しいことか．それにしても移動制限や三密などちょっと過敏すぎて方向性が違うかなと違和感を覚える．口や目や鼻に手で触れなければコロナウイルスは入りゃしない．何か食べるとき，鼻をほじるとき，眼をこするときは必ず消毒さえすればOK．接触感染と飛沫感染をしっかり理解することが肝要だ．そこら中汚染していると思えば，それ以上もそれ以下もそんなに気にする必要はないんだけどね．会話は1m，咳は3m，くしゃみは5mつばが飛ぶと思って，マスクは空間や人の密度にあわせて着用するように気をつければいい．食事だけはマスクをつけられないから，一番気を遣うねぇ．感度の低いPCR検査で安心を買うより，個人の予防意識（生活様式）の改善の方が大事だと思う．医療の視点と疫学の視点では意見が違って，どちらも正しいけどね．

1986	自治医科大学卒業	日本救急医学会専門医・指導医
1991	トロント総合病院救急部臨床研修	日本プライマリ・ケア連合学会認定指導医
1993	福井県医務薬務課所属　僻地医療	日本外傷学会専門医
1997	福井県立病院ER	Licentiate of Medical Council of Canada
2011	現職	

★後期研修医大募集中！気軽に見学にどうぞ！Facebook⇒福井大学救急部・総合診療部

対岸の火事
研修医が知って得する日常診療のツボ
他山の石
中島 伸

他人の失敗を「対岸の火事」と笑い飛ばすもよし,「他山の石」と教訓にするのもよし.研修医時代は言うに及ばず,現在も臨床現場で悪戦苦闘している筆者が,自らの経験に基づいた日常診療のツボを語ります.

その228
果てしなき
ムンテラ名人への道

患者さんに対する病状説明のことを私が医学部を卒業した当時は「ムンテラ」と呼んでいました.元はちゃんとしたドイツ語の医学用語だったはずが,いつの間にか適当に短縮されたうえに本来の意味とは違った形で用いられるようになりました.「ムンテラという言葉は誤用されているので好ましくありません」といくら言われても,昭和の香りの残る言葉,私は令和の今でも愛用しております.

初対面の相手への"ムンテラ"

さて,先日のこと.入院患者さんの病状説明に今回は北海道からやってくる娘さんがはじめて加わると連絡がありました.息子さんの方には何度も経過をお話ししていましたが,娘さんは初対面です.なので最初から話をする必要がありました.「自分に病状説明をさせてください」という1年目の研修医相手に,まずは特訓です.

中島 「ほな,僕を娘さんと思って説明してくれ」
研修医 「肝臓に袋があって,そこに感染したので,それを穿刺できればよかったのですが残念ながら穿刺ができなかったので…」
中島 「おいおいおい,何が何やらさっぱりわからんぞ.肝臓に袋って,それカンガルーか?」
研修医 「いえ,肝臓自体に袋があるので,カンガ

ルーの袋とはまた違うものでして」
中島 「まずは病気の名前を言うべきやろ,『肝膿瘍です』って.そしたら『カンノーヨーって何ですの?』と訊かれるから,『漢字でいうと,肝臓の肝,ノウは膿,そして腫瘍の瘍です』と言いながらホワイトボードか紙に書くべきやな.音で聞いてもわからんけど,漢字で書いたら雰囲気がつかめるのが日本人や.とりあえず先生が漢字で書いたとして,そこから続きをやってくれ」
研修医 「肝膿瘍といって,肝臓にある袋に感染した状態です」
中島(娘役) 「肝臓の袋? 何ですか,それ.前からあったんですか」
研修医 「いつからあったかと言うと」

電子カルテを一生懸命スクロールする研修医.

中島 「ちょっと,ちょっと.娘さんが知りたいのは1カ月前にできたんか,10年前からあるんか,生まれつきあるんか,そのくらいの目安やがな」
研修医 「2年前のCTではすでにありました」
中島 「ほな,『少なくとも2年前にはありましたがその時点では無症状でした』と言えば十分やないか」

正確な日時より大雑把な目安が大切です.

中島 「それに感染と言っても通じない人もいるぞ」
研修医 「袋にバイ菌が入り込みました」
中島(娘役) 「バイ菌が入った? 誰かがそこに入れたんですか」
研修医 「いえ,血液から入ったというか」
中島 「血液というより血流やろな.肝内胆管経由の可能性もあるよな」
研修医 「それでバイ菌をやっつけるお薬を使っています」
中島(娘役) 「さっき先生はセンシがどうとか言って

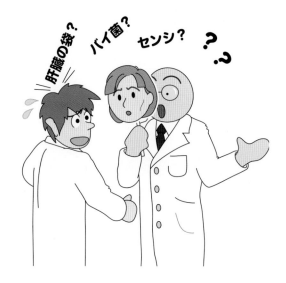

肝臓の袋？　バイ菌？　センシ？　？　？

はったけど」

研修医「消化器内科の先生とか放射線科の先生に聞いたら穿刺はリスクがあるのでできないということになって」

中島（娘役）「センシができないから諦めたって？ ほな，お母ちゃんは見捨てられたんですか！」

研修医「いや見捨てたというわけじゃなくて」

中島（娘役）「それに先生はずいぶん若いみたいやけど，お医者さんになってどのくらいなんですか？」

研修医「あまり経ってないですけど，医学部の6年間しっかり勉強してきたので」

中島「おい，6年間しっかり勉強する奴なんかごく少数やろ」

研修医「正直なところ，僕は6年間ボーッとしていました」

中島「そっちも少数かもしれんな」

　とにかく娘さんを不安にさせるようなことは禁句です．

研修医の働きぶり

中島「単に『今年の4月に卒業したばかりです』と言っておいたらエエんや」

研修医「そんなこと言っていいんですか？」

中島「ホンマのことやろ．『でも患者さんについては誰よりもよく把握して，中島先生はもとより，消化器内科の△△先生，感染症内科の××先生にも指導を受けながら治療にあたっています』とか答えとけよ」

研修医「そうですね」

中島「土日も病院に来て検査結果を確認しとったんやろ．この前の夜中の急変のときもすぐに駆け付けたんやってな」

研修医「はい」

　一生懸命頑張っても何かと時間がかかるのは研修医1年目としてしかたのないことです．

中島「実は先生があまり超勤をするから病院から説明を求められているんや」

研修医「えっ，そうなんですか？」

中島「『▽▽研修医が月■■時間という過度の超勤をしたので指導医としてその原因と再発予防策を書面にして提出してください』というのが病院から僕のところに来たで」

研修医「そんなことがあるのですか！」

中島「来週，委員会に出て釈明する羽目になってもた．『中島先生，▽▽研修医をこんなに長時間働かせてどういうおつもりですか！』とか問い詰められるんやぞ，気が重いで」

　実際にあるんですよね，正式名称は忘れたけど「研修医を長時間働かせない委員会」といったものが．とはいっても当院では内科系は複数診療科を同時に研修するので，総合診療科だけが研修医の超勤時間を減らす努力をしてもどうにもなりません．

患者さんが納得できる説明

中島「それはさておき…何の話をしとったんかな」

研修医「肝臓の穿刺についてです」

中島「そやそや，さっき先生は穿刺ができないと言っとったけどな」

研修医「消化器内科にも放射線科にも相談したんで

すけど」

中島「穿刺して治るのと，穿刺せずに治るのと，どっちがええんや？」

研修医「穿刺しないに越したことはないです」

中島「先生は穿刺せずに治したんやろ．わざわざ『穿刺できません』とか，ネガティブなことを言う必要あらへん．リスクのある穿刺を避けることができたんやから立派やぞ」

研修医「そうですね」

中島「上手に病状説明して，『この病院で診てもらってよかった．▽▽先生が担当でよかった！』と娘さんに思ってもらうようにするんや」

研修医「僕なんかまだまだです」

中島「大切なのは『いい先生に診てもらいたい』という相手の期待に応えることや．『大変難しい症例で一時はダメかもしれないと思いましたが，ここまで回復していただいて，ホントに夢のようです』とか何とか，うまい言い方というものがあるやろ」

研修医「とても中島先生のようにはいきません」

中島「とにかく練習あるのみや．もう1度最初からやり直すで」

　患者さんに納得してもらうのは口のうまさではなく，単に練習と場数です．もう1つ付け加えるなら，『病状説明は大切だ．自分も上手になりたい』という向上心ですね．

中島（娘役）「それにしてもお母ちゃんは2カ月も入院していたけど，何でそんなにかかったんですか？」

研修医「それはですね，膿瘍には血流がないのでお薬がなかなか届かなくて」

中島（娘役）「えっ？ でもさっきバイ菌は血液に乗ってやってきたと言ってたでしょ．バイ菌は血液に乗ってきたのに，お薬は血液に乗っていかないんですか？」

研修医「ええっと，その」

中島「ちょっと待て．膿瘍の被膜には血流がある

けど中の方には血流がない，と言ったら簡単にすむがな」

研修医「被膜という言葉は医療従事者以外には難しいのではないですか」

中島「『膿瘍を包む膜』と言っとこか」

研修医「そもそもこの膿瘍は被膜形成しているんでしょうか？」

中島「それは病理解剖せんことにはわからんな」

研修医「そうですね」

中島「逆に病理解剖云々の状況になったりせんよう，絶対に助けるのがワシらの使命やろ」

研修医「はい！」

　というわけで，病状説明で考えられるあらゆる質問に対する特訓が続きます．その甲斐あって，本番の病状説明では研修医の一言一句にご家族もご本人もいたく納得され，無事に自宅退院となりました．

　何といっても笑ってしまったのは，息子さんに「一時はダメかと思ったけど，こないによくしてもらって夢のようですわ」とこちらの準備していた台詞を先に言われてしまったことです．入院したときから何度も何度も経過をお話ししてきたので，病状に対する認識がわれわれと一致していたのでしょう．

　何事も練習あれば成果あり．読者の皆さんもムンテラ名人になれるよう精進することをお勧めします．

最後に1句

人生は　明るく楽しく　前向きに
ムンテラ1つで　皆がハッピー

中島　伸
（国立病院機構大阪医療センター脳神経外科・総合診療科）
著者自己紹介：1984年大阪大学卒業．
脳神経外科・総合診療科のほかに麻酔科，放射線科，救急などを経験しました．

JACRA 2020のミーティングから見えた全国規模の新たな勉強会の形

小杉俊介（JACRA代表，飯塚病院総合診療科）

"JACRA"とは

JACRA（Japanese Chief Resident Association/日本チーフレジデント協会）は2018年に「日本のチーフレジデント※1をつなぎ，育てる」ことを目標に設立された組織です．2019年2月に第1回の全国規模での集会を東京で開催し，合計80名以上の方にご参加いただきました．

※1 チーフレジデントとは　研修医や専攻医（総じてレジデント）の代表であり，管理・教育・メンタリング・カウンセリングを業務として行っているレジデントとしています．

前年度（2018年度）終了時に見えた"会のありたい姿"

2018年度の第1回開催時にも，「土曜日は診療がある」「時間的な問題で参加できない」「なかなか東京には出ていけない」など，興味はあるものの地理・時間的な問題で参加できない方が複数名いました．JACRAの主なターゲット層が若手（卒後5年目以内）で，自施設の臨床の場でも貴重な戦力として働いていることが予測される層のため，さまざまな状況の人が参加しやすい形が望ましいと考え，開催方法は数年単位でオンラインとオンサイトをうまく組合わせて，参加したい人・参加してもらいたい人が距離や時間・資金的な問題なく参加できる形を模索していこうと考え，プランニングしていました．

COVID-19の影響もあり，「完全オンライン」での開催に

今回は，開始2年目であることをふまえ，前年度と同様に東京で集合するスタイルでの会を予定し準備をしていました．ところがある程度準備も整ってきたところでCOVID-19の流行がはじまりました．まだその時点では各学会の運営する学術集会なども延期をするのかオンラインツールを併用して開催するかなどは不明であり，また感染症自体の流行状況もどのようになっていくかは不明でした．

ただ，当会は初期研修医や専攻医・後期研修医の参加の多い会であり，その時点で比較的感染者の多い東京での開催を予定していたことなども考えると会の中止や延期なども検討すべき状況であると判断しました．ただ，当団体としては前述の通り「集合することに障壁がある仲間たちと連携して，必要な人につながりと情報を届ける」ことも1つの目標でしたし，私たち若い世代だからこそできる形で開催することを念頭に種々の議論を経て，開催予定日の10日前（2020年2月19日）に完全オンライン（運営も集まることはせず，おのおのの場所から参加する）の形での会にすることとしました．集合研修に比べて参加者は減るのではと考えていましたが，オンラインであれば参加できるという方もいて最終的には想定よりも参加予定者は増加しました．

会の詳細

当日は対面で予定していたコンテンツをほぼそのまま行うこととしました．内容は顧問の野木真将先生（The Queen's Medical Center）による講演および4つのグループに分かれてのProject-based learning※2を行うためのグループワークです〔※2　多施設連携・教育・バーンアウト（メンタルヘルス）・リクルートの4班に分かれて，1年かけてそのグループメンバーで1つのプロジェクトを一緒につくっていき，その流れを通じてつながりと学びを深めていく〕．そのために利用したアプリケーションが今回のCOVID-19の流行で広く知られることとなった"Zoom"（zoom.us）です．なぜZoomを選択したかというと，①Zoomに慣れている運営メンバーが多かった，②多人数でもネットワーク的に安定している，③ブレイクアウトセッションという機能が使える，という3点が主な理由でした（COIはありません）．ご利用される際は自己責任でお願いします．

1）講演

講演では，口頭での双方向性の担保は進行に支障をきたすと思われ，参加者は基本ミュートとして質問や意見は文面（チャット）で，リアクションは体で表現してもらうような形で展開しました．講演した側の意見としては，リアクションを見ながら講演することが難しくある程度割り切っていくしかないと思われましたので，オンラインでやる場合には可能であれば講演は最小限に，可能なら反転授業のような形で講演部分は録画で事前に配布するなどの方法がよいのではという感想をもちました．

2）グループワーク

オンラインでワークショップを検討されている皆さんはZoomの"ブレイクアウトセッション"という機能をご利用いただくのがよいと思います．ブレイクアウトセッションは，会議中にスモールグループに分かれてディスカッションやワークショップをすることをオンラインでも可能にする機能です．参加者への事後アンケートでは，「ワークショップも集合研修とほぼ変わらない」，「ここまでできるとは思わなかった」という意見がたくさんあり，もちろん対面でないとできないこともありますが逆にオンラインの方がうまくできることもあり，工夫次第でグループワークも十分可能でした．

なお，オンラインセミナーに関する技術的な準備の詳細は，私たちJACRAのYouTubeチャンネルで紹介しています．当日の講演動画もありますので，ぜひご覧ください（YouTubeで"JACRA"と検索してください）．

ブレイクアウトセッション機能を利用したグループワークのセッションでは各班で以下のことを行いました．

● 多施設連携

2018年度のプロジェクトをベースに，「チーフレジデントが困ること」を調査し，それを元にチーフレジデントまたはそれに準じる人が困ったらぱっと調べられるプラットフォームづくりを継続しました．当日はチーフレジデントの各病院・組織での業務内容やその詳細，各病院のレジデントレベルでの働き方改革の実際などを参加者間でシェアしました．今後は共通のものや特徴的なものをJACRAのWebサイトに載せるといった形でシェアしていくことを検討しています．

● 教育

全国の教育病院のチーフレジデントが各病院のスライドをシェアし，それを用いてベッドサイドで手短に初期研修医を対象にレクチャーするということを，3S（Short, Share, Strage）というコンセプトを元に2018年から進めています．プロジェクトを進めてくるなかで"スライド"をシェアすることにはいろいろな障壁があり，また教えるうえでも使いにくい点があることがわかりました．そのうえで，チーフレジデントは，「レジデントにとって近い存在で，ベッドサイドで十分な時間をとって教えられる」ことを活かす方法を検討しました．そこで生み出された「Visual abstract」のように視覚的にわかりやすいものを1～2枚でつくり，教える内容は統一化するが教え方にはバリエーションをもたせられるよ

うなものをつくっていくこととしました．本会では，プロのイラストレーターの方に参加いただき適宜意見をいただきながら今後の方針検討および具体的な方策を検討しました．

●バーンアウト（メンタルヘルス）

チーフレジデントはその近しい立場から，バーンアウト（燃え尽き症候群）を起こしやすい年代であるレジデントに気づき，またその予防策を講じることが可能です．2018年度に本グループに参加したメンバーによる1年間の取り組みの紹介をしたうえで，2019年度はバーンアウトのようにレジデントのメンタルヘルスに関する課題を各組織であらかじめ抽出し，元チーフたちをメインとした当会のメンバーが助言する形でプロジェクトを継続する方針としました．

●リクルート

前年度（2018年度）はなかったグループです．日本で一番リクルートに成功しているといっても過言ではないであろう藤田医科大学総合診療プログラム（以下，藤田総診）の面々を中心として組織したメンバーにより，レジデントに近い立場であるチーフレジデントだからこそできるリクルートについてのプロジェクトを新規に開始しました．チーフレジデントがいる組織は研修医の自治能力もある程度担保されており，研修の質も高いことが予測されるため，そのようなトレーニングサイトでトレーニングをつむことができる研修医を増やすことを目標としています．当日は，リクルートの考え方，藤田総診がいかにしてリクルートを行っているかを紹介したうえで，各組織でできる実際のプロジェクトを考えてもらいました．

オンライン開催の感想と皆様へのおすすめ

急な開催方法の変更でしたが，合計で80名超参加いただき運営としては成功したという手応えがありました．COVID-19流行以降，1つの場所に集合しての会は開催が難しい状況かと思います．そんななかでも2020年現在の技術を使えば，遠くの人とつながることやともに学ぶことは，対面でできることの100％補完できるとは思いませんがある程度は補完可能で，さらにオンラインの方がやりやすいと感じる箇所もありました．この感染症を乗り切り，対面での会もできるようになれば，オンラインと対面を併せてお互いの長所を活かしてより素晴らしいものができていくという可能性を感じています．開催する側としてオンラインでの勉強会に精通すればさらに深い学びを提供できるようになるチャンスにもなるのではないかと感じましたので，ぜひ皆さんもオンラインでの勉強会にチャレンジしてみてください！

プロフィール

小杉俊介（Shunsuke Kosugi）
JACRA代表，飯塚病院 総合診療科
オンラインでの学会や勉強会なども増えてきており，参加しやすさが上がる一方でオンラインならではの工夫が必要になってきています．ITの得意な世代が率先していろいろな工夫をしてよりよい学習環境を作ることができればと思っています．

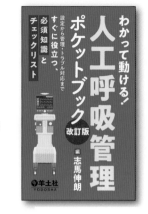
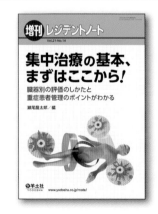

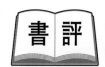

BOOK REVIEW

これからはじめる
非がん患者の緩和ケア

編／松田 能宣, 山口 崇
定価（本体3,500円＋税）, A5判, 208頁, じほう

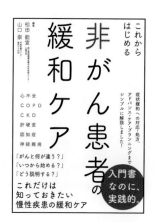

　非がん患者の緩和ケアという広範囲の命題について, 困ったときにすぐ使える「入門書なのに実践的」な書籍が刊行された. 確かに, 肝不全などこれまであまりとり上げられていない領域などもあり, 非がん患者にかかわる読者にとっても目新しく有益だと思われる. なかでも, ACPに関するくだりは秀逸だと感じた. ACPは日々の臨床のなかで "現在進行形" として実施すべき営みであることが明記されており, 臨床実践に役立つことは間違いない.

　また, 介護・福祉にまつわるソーシャルサポートの項を設けた点や, こころとからだについて丁寧に言及している点も本書の特徴である. さらに, エビデンスや評価ツール, 計算式, オンラインで利用可能なサイト等が数多く紹介されている（名称の紹介だけでは初学者が使いこなすことが難しいものも散見されたため, 代表的なものだけでも引用紹介してもらえればさらによかった）.

　このように, 本書はがん領域で言うところの「早期からの緩和ケア」というキャッチフレーズにとどまらず, 非がん疾患の "軌道学" を踏まえた, 狭義の支持療法, リハビリテーション, 口腔ケア, 栄養介入, 緩和ケア, ソーシャルアクション, ACPなど, 一体的に提供するべき営みを紐解く入門書と言える. そもそも, われわれ臨床医に期待される役割は, 「疾病を管理する」ことだけではない. そして, 非がん患者に提供すべき医療ケアは, 狭義の「緩和ケア」だけでもない. 患者の生活といのちを継続して支え, その時々に適切な介入を行い, 意思決定を支援し, 医療以外の手段も総合する形で提供し続ける, まさに「総合医」「主治医」としての営みだと言えよう.

　なお, 認知症やフレイル・サルコペニア, CKD等については, 疾患各論というより患者が有している背景条件だと言える. 実臨床の場では, これら背景条件によって病態改善の可能性が大きく異なるだけでなく, 介入方針を変える必要があることから, 改訂版では疾患のステージごとの対応方針を切り分けて記載するとともに, 頻度の高い背景条件を例示するなどの形をとりつつ, より実践的な解説を期待したい.

（評者）**川越正平先生**（**あおぞら診療所**）

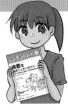

プライマリケアと救急を中心とした総合誌

レジデントノート

定価（本体2,000円＋税）

Back Number

お買い忘れの号はありませんか？

すべての号がお役に立ちます！

2020年8月号 (Vol.22 No.7)

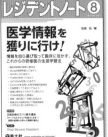

医学情報を
獲りに行け！

情報を自ら選び取って臨床に活かす、
これからの研修医の生涯学習法

編集／舩越　拓

2020年7月号 (Vol.22 No.6)

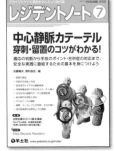

中心静脈カテーテル
穿刺・留置の
コツがわかる！

適応の判断から
手技のポイント・合併症の対応まで、
安全な実践に直結するための
基本を身につけよう

編集／野村岳志，佐藤暢夫

2020年6月号 (Vol.22 No.4)

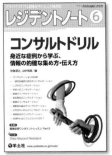

コンサルトドリル

身近な症例から学ぶ、
情報の的確な集め方・伝え方

編集／宗像源之，山中克郎

2020年5月号 (Vol.22 No.3)

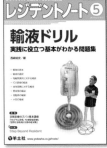

輸液ドリル

実践に役立つ基本がわかる問題集

編集／西﨑祐史

2020年4月号 (Vol.22 No.1)

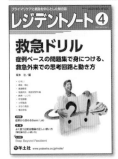

救急ドリル

症例ベースの問題集で身につける、
救急外来での思考回路と動き方

編集／坂本　壮

2020年3月号 (Vol.21 No.18)

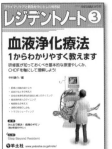

血液浄化療法
1からわかりやすく
教えます

研修医が知っておくべき
基本的な原理やしくみ、
CHDFを軸にして理解しよう！

編集／中村謙介

2020年2月号 (Vol.21 No.16)

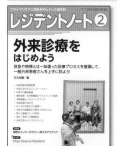

外来診療を
はじめよう

救急や病棟とは一味違った
診療プロセスを意識して、
一般外来患者さんを上手に診よう!

編集／石丸裕康

2020年1月号 (Vol.21 No.15)

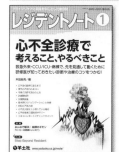

心不全診療で
考えること、
やるべきこと

救急外来・CCU/ICU・病棟で、
先を見通して動くために
研修医が知っておきたい
診断や治療のコツをつかむ!

編集／木田圭亮

2019年12月号 (Vol.21 No.13)

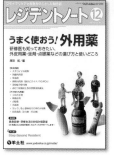

うまく使おう!
外用薬

研修医も知っておきたい、
外皮用薬・坐剤・点眼薬などの
選び方と使いどころ

編集／原田　拓

2019年11月号 (Vol.21 No.12)

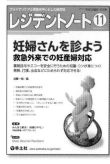

妊婦さんを診よう
救急外来での
妊産婦対応

薬剤投与やエコーを安全に行うための
知識・コツが身につく!
発熱、打撲、出血などに
ためらわず対応できる!

編集／加藤一朗

2019年10月号 (Vol.21 No.10)

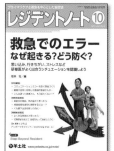

救急でのエラー
なぜ起きる?
どう防ぐ?

思い込み、行きちがい、ストレスなど
研修医がよく出合うシチュエーション
を認識しよう

編集／坂本　壮

2019年9月号 (Vol.21 No.9)

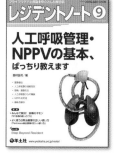

人工呼吸管理・
NPPVの基本、
ばっちり教えます

編集／西村匡司

以前の号はレジデントノートHPにてご覧ください ▶ www.yodosha.co.jp/rnote/

バックナンバーのご購入は，今すぐ!

- ●お近くの書店で：レジデントノート取扱書店
  （小社ホームページをご覧ください）
- ●ホームページから
  www.yodosha.co.jp/
- ●小社へ直接お申し込み
  TEL 03-5282-1211 (営業)
  FAX 03-5282-1212

※ 年間定期購読もおすすめです!

レジデントノート　電子版 バックナンバー

現在市販されていない号を含む、
レジデントノート月刊 既刊誌の
創刊号～2016年度発行号までを、
電子版 (PDF) にて取り揃えております.

・購入後すぐに閲覧可能　・Windows/Macintosh/iOS/Android 対応

詳細はレジデントノートHPにてご覧ください

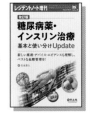
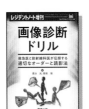
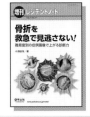
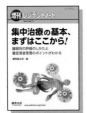
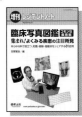
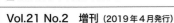
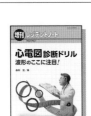
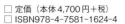
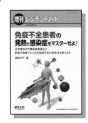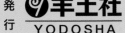

レジデントノート 次号 10月号 予告

（Vol.22 No.10）2020 年 10 月 1 日発行

特 集

救急外来サバイバル ミミックとカメレオンを見抜け！（仮題）

編集／**松原知康**（広島大学 脳神経内科）, **宮崎紀樹**（晃山会松江病院）

タイトルにある「ミミック」は "よくある疾患と紛らわしい別の疾患", 「カメレオン」は "よくある疾患なのにそれと気づけない非典型的な経過をとるケース" を意味します.
本特集では, 救急外来で研修医が「ミミック」や「カメレオン」に騙されやすい代表的な疾患を取り上げ, どのような点で紛らわしいのか, どのように見抜くのかを解説します. 安易に診断名のレッテルを貼り思考停止に陥らないよう, 経験豊富な先生方の知恵をシェアしていただきます.

連 載

新連載 栄養剤からアプローチ 栄養管理のきほん
「食べられるけど病院食では足りない…そんなときどうする？
〜経口栄養補助食品を積極的に利用しよう〜」
………………………… 栗山とよ子（福井県立病院 内科・NST）

その他

※タイトルはすべて仮題です. 内容, 執筆者は変更になることがございます.

レジデントノート購入のご案内

これからも臨床現場での「困った!」「知りたい!」に答えていきます!

年間定期購読 (送料無料)

- ● 通常号 (月刊2,000円×12冊)
  ‥‥‥‥‥ 定価 (本体24,000円＋税)
- ● 通常号＋増刊号
  (月刊2,000円×12冊＋増刊4,700円×6冊)
  ‥‥‥‥‥ 定価 (本体52,200円＋税)

- ● 通常号＋WEB版 ※1
  ‥‥‥‥‥ 定価 (本体27,600円＋税)
- ● 通常号＋WEB版 ※1 ＋増刊号
  ‥‥‥‥‥ 定価 (本体55,800円＋税)

便利でお得な年間定期購読をぜひご利用ください!

- ✓ 送料無料 ※2
- ✓ 最新号がすぐ届く!
- ✓ お好きな号からはじめられる!
- ✓ WEB版でより手軽に!

※1 WEB版は通常号のみのサービスとなります
※2 海外からのご購読は送料実費となります

下記でご購入いただけます

- ● お近くの書店で
  レジデントノート取扱書店 (小社ホームページをご覧ください)
- ● ホームページから または 小社へ直接お申し込み
  www.yodosha.co.jp/
  TEL 03-5282-1211 (営業) FAX 03-5282-1212

◆ 編集部より ◆

おかげさまで, 7月に発行した増刊号『日常診療の質が上がる新常識 (Vol.22 No.8)』で, 本誌は通巻300号を迎えました.

301号となる今月号の特集は「ICUの医療機器」です. 最近, 人工呼吸器やECMO等を耳にする機会が多くあり, 日々の健康が多くの医療関係者の奮闘のもとに支えられていると改めて気づきました. 医療に携わるすべての皆様に心からの敬意と感謝を込めて, 今後も研修医の方に寄り添う1冊となるよう編集制作に努めてまいりたいと存じます.

(田中)

レジデントノート

Vol. 22 No. 9 2020 〔通巻301号〕
2020年9月1日発行 第22巻 第9号
ISBN978-4-7581-1649-7

定価 本体2,000円＋税 (送料実費別途)

年間購読料
24,000円＋税 (通常号12冊, 送料弊社負担)
52,200円＋税 (通常号12冊, 増刊6冊, 送料弊社負担)
　※海外からのご購読は送料実費となります
　※価格は改定される場合があります

郵便振替 00130-3-38674

© YODOSHA CO., LTD. 2020
Printed in Japan

発行人	一戸裕子
編集人	久本容子
副編集人	保坂早苗
編集スタッフ	田中桃子, 遠藤圭介, 清水智子 伊藤 駿, 西條早絢
広告営業・販売	松本崇敬, 中村恭平, 加藤 愛
発行所	株式会社 羊 土 社
	〒101-0052 東京都千代田区神田小川町2-5-1 TEL 03(5282)1211／FAX 03(5282)1212 E-mail eigyo@yodosha.co.jp URL www.yodosha.co.jp/
印刷所	三報社印刷株式会社
広告申込	羊土社営業部までお問い合わせ下さい.

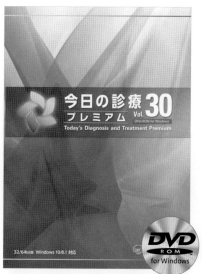
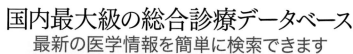
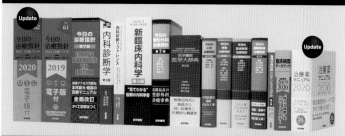

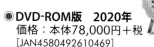
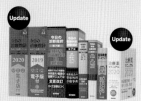

子どもの予防接種

日本小児科学会予防接種・感染症対策委員会編

日本小児科学会予防接種・感染症対策委員会 編集

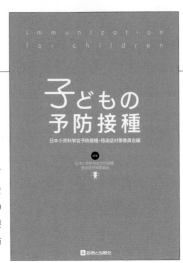

□ A4判　208頁
　定価（本体5,200円＋税）
　ISBN978-4-7878-2400-4

日本小児科学会予防接種・感染症対策委員会編による，予防接種のバイブルがついに完成！アメリカCDCのPink Bookをモデルに，予防接種を実施するうえで理解しておくべき基本の知識を網羅．日本の予防接種の実情に即した，まさに「日本版Pink Book」といえる1冊です．本書の要点をまとめたスライド付きで，教育資材としても活用いただけます．予防接種に携わるすべての医師必携の書！

■目次

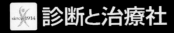
診断と治療社

〒100-0014　東京都千代田区永田町2-14-2山王グランドビル4F
電話 03（3580）2770　FAX 03（3580）2776
http://www.shindan.co.jp/
E-mail:eigyobu@shindan.co.jp

（20.05）

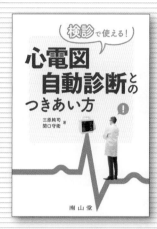

 南山堂　〒113-0034 東京都文京区湯島4-1-11
TEL 03-5689-7855　FAX 03-5689-7857（営業）

URL http://www.nanzando.com
E-mail eigyo_bu@nanzando.com

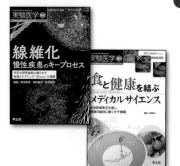

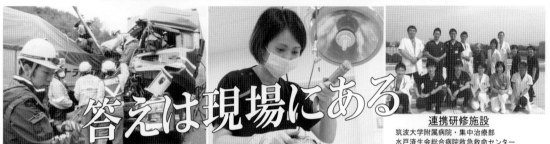

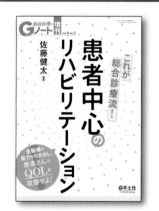

レジデントノート　9月号
掲載広告　INDEX